Der schwerhörige Patient

Maryanne Becker, geb. 1952, ist Soziologin und Audiotherapeutin mit langjähriger Erfahrung in der klinischen Beratung Hörgeschädigter und als Dozentin an Kranken- und Altenpflegeschulen. Sie ist als Audiotherapeutin an der HNO-Klinik des Unfallkrankenhauses Berlin und am Hörtherapiezentrum Potsdam tätig. Darüber hinaus leitet sie seit vielen Jahren Kommunikationsseminare für Schwerhörige und Ertaubte.

Maryanne Becker

Der schwerhörige Patient

Ein Leitfaden für Arztpraxis, Klinik und Pflege

Mabuse-Verlag
Frankfurt am Main

Bibliografische Information der Deutschen Nationalbibliothek

Die Deutsche Nationalbibliothek verzeichnet diese Publikation in der Deutschen Nationalbibliografie; detaillierte bibliografische Angaben sind im Internet unter http://dnb.d-nb.de abrufbar.

Informationen zu unserem gesamten Programm, unseren AutorInnen und zum Verlag finden Sie unter: www.mabuse-verlag.de.

Wenn Sie unseren Newsletter zu aktuellen Neuerscheinungen und anderen Neuigkeiten abonnieren möchten, schicken Sie einfach eine E-Mail mit dem Vermerk „Newsletter“ an: online@mabuse-verlag.de.

Kasseler Str. 1 a
60486 Frankfurt am Main
Tel.: 069 – 70 79 96-13
Fax: 069 – 70 41 52
verlag@mabuse-verlag.de
www.mabuse-verlag.de

Satz: Alex Feuerherdt, Bonn
Umschlaggestaltung: Caro Druck GmbH, Frankfurt am Main
Umschlagabbildung: © Fotosearch

Druck: Prisma Verlagsdruckerei, Saarbrücken
ISBN: 978-3-940529-58-9
Printed in Germany

Inhalt

Vorwort

Schwerhörigkeit ist eine Erkrankung, die für Außenstehende unsichtbar ist. Im Gegensatz zu anderen Behinderungen der Sinnesorgane (z.B. Fehlsichtigkeit bzw. Blindheit) gelingt es den Betroffenen mit einer Schwerhörigkeit nicht so ohne weiteres, ihre Umgebung auf ihre speziellen Kommunikationsbedürfnisse und auf die sich daraus ergebenden Konsequenzen für den alltäglichen Umgang miteinander einzustimmen. Dies führt gelegentlich zu der Wahrnehmung, dass der schwerhörige Mensch „nur einfach nicht hören will".

Nicht ohne Grund ist die historische Sprachwurzel des Wortes „taub" („tumb" im mittelhochdeutschen bzw. heute noch im niederhochdeutschen bzw. niederländischen Sprachraum) eng verknüpft mit der Vorstellung von verringerter Intelligenz. Dem Abbau solcher gängigen Vorurteile und darüber hinaus der einfühlsamen Instruktion von medizinischen Profis in Klinik, Pflege und Praxis hat sich der vorliegende Leitfaden verschrieben.

Frau Becker weiß aus langjähriger klinischer Beratungserfahrung, dass sich der schwerhörige Patient gelegentlich ausgegrenzt – oder, schlimmer noch, nicht ernst genommen – fühlt, wenn seine besondere Kommunikationssituation nicht berücksichtigt wird. Aufgrund intensiver wissenschaftlicher Beschäftigung mit der Therapie der Schwerhörigkeit gelingt es Frau Becker, einen herausragenden Beitrag zur Verbesserung dieser auch gesundheitspolitisch unbefriedigenden Situation zu leisten.

Schwerhörige haben in unserer Gesellschaft leider keine Lobby, da das Problem des Nicht-Hörens überwiegend bagatellisiert wird. Dies schlägt sich schon in der insgesamt unbefriedigenden Finanzierung von technischen Hilfen durch die gesetzlichen Krankenversicherungen nieder und setzt sich in der mangelhaften technischen Ausstattung von öffentlichen Räumen mit entsprechenden Hilfssystemen (Ring- oder Induktionsschleifen), die dem schwerhörigen Menschen eine gleichwertige Teilnahme am gesellschaftlichen Leben ermöglichen würden, fort.

Nicht zuletzt weil wir aufgrund der Alterung unserer Gesellschaft von einer stetig zunehmenden Zahl von schwerhörigen Menschen ausgehen müssen, ist dem Leitfaden eine weite Verbreitung zu wünschen.

Berlin, im Juli 2010
Prof. Dr. med. A. Ernst
Direktor der HNO-Klinik
Unfallkrankenhaus Berlin

1 Einleitung

Mit der Überarbeitung des Internationalen Ethikkodexes für Pflegende[1] im Jahr 2005[2] wurden die vier grundlegenden Aufgaben der Pflege neu festgelegt und ein sich seit Ende der 1990er Jahre zu beobachtender Paradigmenwechsel festgeschrieben. Dem sich abzeichnenden demografischen Wandel und dem sich verändernden Krankheitspanorama wurde Rechnung getragen, und die Vermittlung von Kenntnissen über die besonderen Bedürfnisse von Menschen mit Behinderung wurde in die neuen Ausbildungsrichtlinien[3] aufgenommen.

Bedauerlicherweise hat das keinen Niederschlag in der zeitlichen Berechnung des Pflegemehraufwandes für behinderte Patienten gefunden. Seit Einführung der Fallpauschale fürchten die Behindertenverbände zu Recht, dass Menschen mit Behinderung als wenig lukrative Patienten betrachtet und aufgrund des herrschenden Zeitdrucks hinsichtlich ihrer speziellen Bedürfnisse nicht ausreichend berücksichtigt werden. Das gilt insbesondere für Hörgeschädigte, weil diese mit ihrer unsichtbaren und vermeintlich wenig Zusatzaufwand erfordernden Behinderung und ihren kommunikativen Problemen nicht genügend wahrgenommen werden.

Das vorliegende Buch dient als Handreichung für alle, die im Bereich der medizinischen, therapeutischen, kranken- und altenpflegerischen Versorgung mit hörgeschädigten Menschen zu tun haben.

Menschen mit Hörschädigung stellen eine besondere Klientel in medizinischen, pflegerischen und therapeutischen Einrichtungen dar, denn Hörbehinderung ist eine Kommunikationsbehinderung. Behinderte Kom-

1 Ein internationaler Ethikkodex für Pflegende wurde erstmals vom International Council of Nurses (ICN) im Jahr 1953 verabschiedet.

2 Deutscher Berufsverband für Pflegeberufe (DBFK), ICN-Ethikkodex für Pflegende, www.dbfk.de.

3 Ministerium für Arbeit, Gesundheit und Soziales des Landes Nordrhein-Westfalen: Richtlinien für die Ausbildung in der Gesundheits- und Krankenpflege sowie in der Gesundheits- und Kinderkrankenpflege; Autorin: Dr. Uta Oelke, Institut für Pflegewissenschaft an der Universität Bielefeld, Juli 1998.

munikation bedeutet langsamere und unsichere Kommunikation. Viele Betroffene wagen nicht, ihre Behinderung zu offenbaren. Wenn Gesprächspartner die Hörschädigung ihres Gegenübers nicht erkennen bzw. nicht darüber informiert sind, kommt es zu Fehlschlüssen. Damit sind Missverständnisse vorprogrammiert.

Eine gelungene Kommunikation ist auf Seiten der im medizinischen Bereich Tätigen aber ein unverzichtbarer Aspekt der Qualitätssicherung. Der Patient bedarf einer erfolgreichen Kommunikation, damit er einerseits seinen erforderlichen Beitrag zu Diagnose und Therapie leisten kann und andererseits gesundheitsgefährdender Stress vermieden wird.

Laut Schätzung des Deutschen Schwerhörigenbundes (2005)[4] sind hierzulande 19,7 Prozent der Menschen über 14 Jahre hörbeeinträchtigt. Das sind ca. 14 Millionen in Deutschland. Demgegenüber stehen nur 2,5 Millionen Hörgerätebesitzer – von denen bis zu 50 Prozent die Hörgeräte nicht regelmäßig, nur teilweise, selten oder nie tragen. Das bedeutet, dass die große Mehrzahl der Schwerhörigen nicht mit technischen Hilfsmitteln ausgestattet ist – und dass das Fehlen von Hörgeräten hinter den Ohren Ihres Patienten keineswegs heißt, dass dieser Mensch gut hört.

Schwerhörigkeit ist keine Behinderung, von der in erster Linie ältere Menschen betroffen sind, und sie ist in allen Bevölkerungsschichten anzutreffen. Die Wahrscheinlichkeit, dass Schwerhörige, Ertaubte und Gehörlose unter den Patienten Ihrer Arztpraxis, Klinik und Pflegeeinrichtung sind, liegt bei ca. 20 Prozent. Um den Bedürfnissen dieser Patientengruppe gerecht zu werden, bedarf es sowohl des Wissens über Hörbehinderung und deren sozialpsychologischen Begleit- und Folgeerscheinungen als auch der Kenntnis, des Einübens und der Verinnerlichung zielgruppengerechter Verhaltensweisen.

Nach einer kurzen Einführung in die Funktionsweise des Gehörs (Kapitel 2) erfahren Sie im Kapitel 3 mehr über die vielfältigen Ausprägungen von Hörschädigungen. Die Kapitel 2 und 3 wurden so aufbereitet, dass auch Nichtmedizinern ein Basiswissen für das nötige Verständnis der hier behandelten Problematik vermittelt wird.

4 Ständer, Karsten: Vergleich zu internationalen Statistiken (2006), Vergleich mit der DSB-Statistik, www.schwerhoerigen-netz.de.

Kapitel 4 enthält wichtige Informationen über die aktuell auf dem Markt befindlichen Hörsysteme und Hilfsmittel für Hörgeschädigte. Wichtige Hinweise zu deren Handhabung und Einschränkungen bei der Anwendung diagnostischer und therapeutischer Verfahren erhalten Sie im Kapitel 5.

Medizinisches Wissen über Funktion und Erkrankungen des Gehörs ist nicht gleichbedeutend mit dem Wissen über die psychosozialen Aspekte von Schwerhörigkeit. Die Bedeutung der Hörbehinderung als Kommunikationsbehinderung und deren Auswirkungen auf den Alltag wird in Kapitel 6 behandelt.

In Kapitel 7 werden die Voraussetzungen für eine gelingende Kommunikation mit hörgeschädigten Patienten erläutert.

Konkrete Anleitungen für Ihre Arbeit mit hörbehinderten Menschen in Arztpraxis, Krankenhaus und anderen therapeutischen und pflegerischen Einrichtungen finden Sie in den Kapiteln 8 und 9.

Wichtige Adressen für Sie und Ihre Patienten sind im Anhang aufgeführt.

2 Aufbau und Funktion des Ohrs

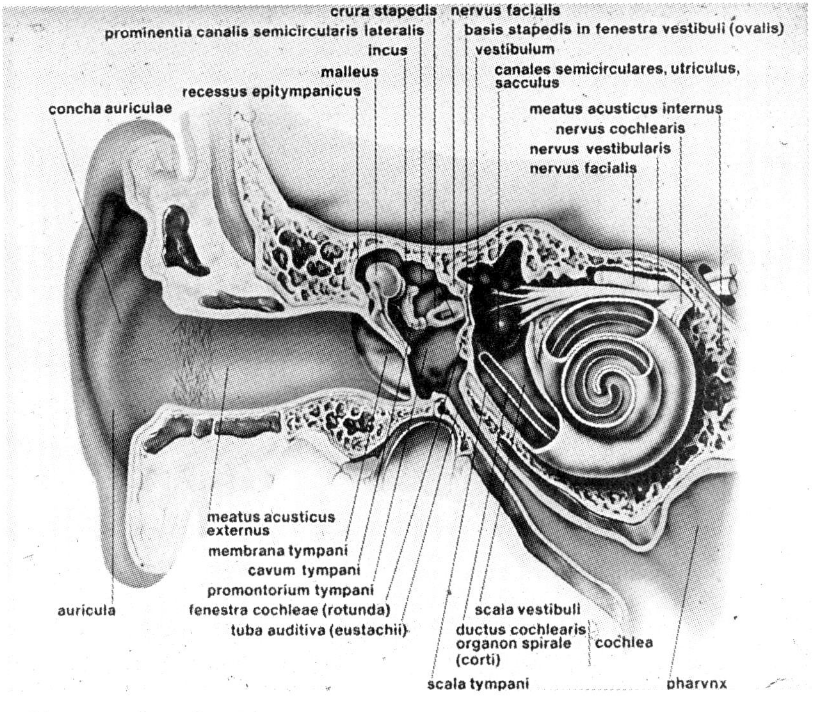

Abb. 1: Aufbau des Ohrs

Das äußere Ohr umfasst die Ohrmuschel (Auricula) und den Gehörgang (Meatus acusticus externus), durch den das Schallsignal auf das Trommelfell (Membrana tympani), das die Grenze zwischen äußerem Ohr und Mittelohr bildet, geleitet wird. Der Druck der Schallwellen versetzt das Trommelfell in Schwingungen, die auf die Gehörknöchelchen – Hammer (Malleus), Amboss (Incus) und Steigbügel (Crura Stapedis) – im Mittelohr übertragen werden. Das Mittelohr verstärkt die Schallwellen, bevor diese an das Innenohr weitergeleitet werden. Das Vorhoffenster zur Gehörschnecke (Cochlea) nimmt den Schalldruck auf und überträgt diesen auf die mit Flüssigkeit (Perilymphe) gefüllte Gehörschnecke, wo die Innenohrhaarzellen in Bewegung gesetzt werden. Dabei wird die mechanische Energie des Schallsignals nochmals verstärkt und anschließend in bioelektrische Energie, d.h. in Nervenimpulse, umgewandelt und von den Fasern des Hörnervs (Nervus cochlearis) an das Gehirn weitergeleitet.[5] Das Innenohr befindet sich in einem Hohlraumsystem (knöchernes Labyrinth) des Felsenbeins, in welchem ein häutiges Labyrinth die Gehörschnecke und das Gleichgewichtsorgan beherbergen. In der Gehörschnecke befinden sich eine Reihe innerer Haarzellen und drei Reihen äußerer Haarzellen. Während die inneren Haarzellen der Übermittlung der Sinnesinformationen dienen, passen die äußeren Haarzellen die Schallintensität an, d.h. leise Signale werden verstärkt, während laute Signale gedämpft werden.

2.1 Häufige Funktionsstörungen des Ohrs

Die wohl häufigste Störung des Gehörs liegt bei einer akuten Mittelohrentzündung (Otitis media) vor. Durch Chronifizierung kann es zu Narbenbildung am Trommelfell und damit zu bleibenden Hörschäden kommen.

Bei einer Otosklerose kommt es zur Verknöcherung und damit zur Bewegungseinschränkung der Gehörknöchelchen, insbesondere der Stapes (Steigbügel). Anatomisch handelt es sich dabei um Knochenumbauprozesse. Frauen sind häufiger betroffen als Männer.

Im Mittelohr können sich Perlgeschwulste (Cholesteatome) bilden, die zu fortschreitendem Knochenabbau führen und im Rahmen entzündlicher Prozesse auf benachbarte Strukturen übergreifen können.

Schallempfindungsstörungen resultieren zum einen – und zum größten Teil – aus geschädigten inneren und/oder äußeren Haarzellen in der Coch-

5 Vgl. Ptok, M., in: Ernst/Battmer/Todt 2009, S. 11ff., und Hörzentrum Rheine: Das Gehör und seine Funktion, www.hoerzentrum-rheine.de.

lea. Ursachen sind Vererbung, Folgen von Infekten (z.B. Mumps oder Scharlach) und ototoxische Medikamente (z.B. Gentamycin); zum anderen werden aus dem Mittelohr rührende Prozesse, wie z.B. die Otosklerose, und Fehlbildungen des Innenohrs, wie z.B. ein erweitertes Aquäduktus (ein kleiner Knochenkanal in der im Felsenbein gelegenen Knochenhöhle) für Innenohrschwerhörigkeiten verantwortlich gemacht. Darüber hinaus kann Lärm, sei es einmalig in Form eines Knalltraumas oder über lange Zeit hinweg, z.B. durch Arbeiten bei hohem Schallpegel, zur dauerhaften Schädigung des Gehörs führen.

Schließlich gibt es noch zentrale Hörstörungen, die in den auditorischen Bahnen jenseits der Cochlea hin zum auditorischen Kortex (Hörzentrum im Großhirn) zu finden sind. Erwähnt werden soll hier das Akustikusneurinom, ein Tumor am Hörnerv.

2.2 Weiterführende Literatur

Boenninghaus/Lenarz: Hals-Nasen-Ohren-Heilkunde für Studierende der Medizin, Berlin/Heidelberg/New York 2001 (11. Auflage).

3 Arten und Ausprägungen von Hörschädigungen

3.1 Arten von Hörschädigungen

Von Hörbehinderung wird im Allgemeinen dann gesprochen, wenn eine dauerhafte Hörschädigung vorliegt, wobei zu berücksichtigen ist, dass auch Patienten mit einer vorübergehenden Hörminderung Probleme mit dem akustischen Verstehen haben.

Vorübergehende Schwerhörigkeit liegt z.B. dann vor, wenn der Patient an einer Otitis media (Mittelohrentzündung) oder an einem operablen Tumor im Gehörgang oder im Mittelohr erkrankt ist. Hinzu kommen heilbare bzw. operable Erkrankungen im Bereich des Mittelohrs bzw. des Gehörgangs.

Es wird zwischen Schallleitungsschwerhörigkeit (Gehörgang, Mittelohr) und Schallempfindungsschwerhörigkeit (Innenohr) unterschieden. Bei von Schallempfindungsschwerhörigkeit Betroffenen liegt häufig eine kombinierte Schwerhörigkeit vor; das bedeutet, dass zusätzlich die Schallleitung gestört ist.

Schwerhörigkeit verläuft oft progredient und mündet schlimmstenfalls in völlige Taubheit. Bei Taubheit liegt ein vollständiger Funktionsverlust des Innenohrs oder – in sehr seltenen Fällen – der Hörnerven vor. Von Ertaubung im medizinsoziologischen Sinne spricht man bei Menschen, die nach Abschluss des Spracherwerbs – also etwa nach dem sechsten Lebensjahr – ihr Gehör soweit verloren haben, dass auch unter optimaler Hörgeräteversorgung kein Sprachverstehen mehr möglich ist. Als taub im Sinne des Schwerbehindertengesetzes gilt, wer in den sprachrelevanten Frequenzen[6] ab einer Lautstärke von 80 dB im Tonaudiogramm keine Hörwahrnehmung mehr erzielt.

Von Gehörlosigkeit wird gesprochen bei angeborener Taubheit oder

---

6 Entsprechend der 4-Frequenztabelle nach Röser (1974) wird der Tonhörverlust bei 500, 1.000, 2.000 und 4.000 Hertz gemessen.

bei erworbenem Hörverlust bis zum Abschluss des Spracherwerbs (d.h. bis zum sechsten Lebensjahr).

Richtiges Sprachverstehen ist bereits ab einem leichten Hörverlust erschwert, vor allem dann, wenn der Patient nicht mit Hörgeräten versorgt ist.

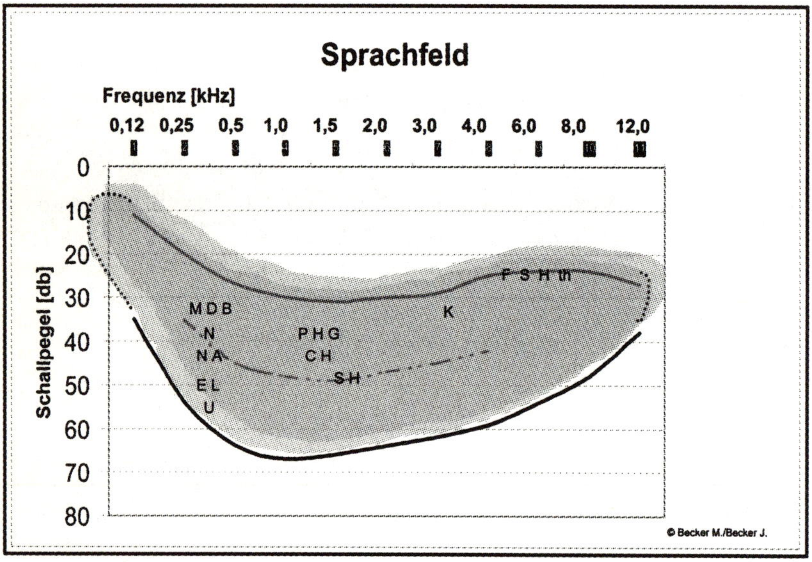

Abb. 2: Sprachfeld nach Fant (umgangssprachlich auch als „Sprachbanane" bezeichnet)

Aus der Abbildung wird ersichtlich, dass bereits ein Hörverlust von 30 bis 40 dB dazu führt, dass Konsonanten nicht mehr bzw. nicht sicher gehört werden können. Wörter wie *Kuss* und *Guss*, *Kiste* und *Liste* können nicht unterschieden werden. So werden vor allem unbekannte Begriffe und Namen nicht mehr (gut) verstanden.

3.1.1 Verortung der Hörschädigung

Für das Verstehen von Sprache ist der Bereich in der Cochlea (Gehörschnecke), der im Einzelfall gestört ist, von großer Bedeutung. Während die hohen Frequenzen an der Schneckenspitze verarbeitet werden, geschieht dies bei tiefen Frequenzen an der Schneckenbasis.

Hochtonschwerhörigkeit ist die am häufigsten auftretende Form der Hörschädigung: Hochfrequente Töne werden nicht mehr oder kaum noch gehört. Dies betrifft vor allem das Erkennen der Konsonanten *f*, *th*, *s* und *h*. Diese Hörschädigung ist – bei leichter, mittel- und auch noch hochgradiger Ausprägung – mit Hörgeräten relativ gut zu versorgen, aber nicht vollständig zu kompensieren. Je stärker der Hörverlust in diesen Frequenzen ist, umso schwieriger wird auch der Ausgleich mit Hörgeräten.

Auf der anderen Seite gibt es die Tieftonschwerhörigkeit: Der Bereich zwischen 250 und 750 Hz ist für das Hören der Vokale wichtig. Tieftonschwerhörigkeit führt dazu, dass die Betroffenen Sprache nicht oder nur schwer erkennen, weil die sinntragenden Vokale teilweise oder vollständig fehlen. Da die hohen Frequenzen von dieser Gruppe noch gut gehört werden, kommt es im sozialen Umfeld der Betroffenen oft zu Irritationen: Während Vogelgesang gut und deutlich wahrgenommen wird, bleibt die Sprache unverständlich. Selbst mit modernen Hörsystemen ist dieser Hörverlust schwer zu versorgen und daher für Betroffene äußerst belastend.

Die meisten sprachrelevanten Frequenzen liegen im mittleren Frequenzspektrum. Betroffene mit einer Hörminderung in diesem Bereich hören sowohl sehr tiefe als auch sehr hohe Töne gut, aber das Verstehen der Sprache ist erschwert. Bei diesem Hörverlust wird von einer *Badewannenkurve* gesprochen, da er sich im Audiogramm in der Form einer Badewanne abzeichnet. Auch hier ist eine effiziente Versorgung mit Hörgeräten äußerst schwierig. Erschwerend kommt hinzu, dass der rein rechnerische Hörverlust trotz der objektiven Hörschädigung oftmals nicht für eine Anerkennung der Schwerbehinderung ausreicht, sodass diesen Betroffenen Nachteilsausgleiche versagt bleiben.

Nicht mit Hörgeräten zu versorgen sind psychogene Schwerhörigkeit und Störungen im neurologischen Bereich, wie sie bei Tumoren am

Hörnerv oder bei Multipler Sklerose auftreten können. Diese Formen der Hörschädigung treten allerdings selten auf.

3.1.2 Eintrittszeitpunkt der Hörschädigung

Die Entwicklung des Spracherwerbs und -erhalts sowie des Wortschatzes, die Artikulation und die kompensatorischen Fähigkeiten stehen im Zusammenhang mit dem Eintrittszeitpunkt, der Ausprägung und dem Verlauf der Hörschädigung.

Frühschwerhörigkeit: Menschen, die von Geburt oder vom Kleinkindalter an schwerhörig sind – also bereits vor Abschluss des Spracherwerbs –, werden als frühschwerhörig bezeichnet. Mit einer frühzeitigen Hörgeräteversorgung und guter Förderung lernen sie – je nach Ausprägung der Hörschädigung –, mehr oder weniger gut zu sprechen, und erlernen frühzeitig (quasi automatisch durch den verstärkt eingesetzten Sehsinn) kompensatorische Fähigkeiten wie z.B. das Absehen vom Mund. An Taubheit grenzend schwerhörig geborene Kinder können heute frühzeitig mit Cochlea-Implantaten (siehe Kapitel 4.4) versorgt werden. Damit erhöht sich die Chance auf ein leichteres und besseres Erlernen der Lautsprache und auf eine Integration in der hörenden Welt.

Spätschwerhörigkeit: Zu dieser Gruppe gehören diejenigen, bei denen nach Abschluss des Spracherwerbs, also nach dem sechsten Lebensjahr, eine Schwerhörigkeit eingetreten ist.

Altersschwerhörigkeit: Mit zunehmendem Alter geht oft eine Verschlechterung der Hörfähigkeit einher. Sofern keine anderen Ursachen wie z.B. Infektionskrankheiten oder Unfälle vorliegen, spricht man bei Hörverlusten, die nach dem 50. Lebensjahr auftreten, von Altersschwerhörigkeit. Altersschwerhörigkeit ist immer eine Schallempfindungsschwerhörigkeit, also im Innenohr angesiedelt, und beide Ohren sind gleichermaßen betroffen, während sich die nicht altersbedingte Schwerhörigkeit auf jedem Ohr unterschiedlich entwickeln kann. Von den über 60-Jährigen sind etwa 40 Prozent schwerhörig, bei den über 70-Jährigen sind es bereits mehr als 50 Prozent. Altersschwerhörigkeit verläuft in der Regel progredient, d.h. sie nimmt im Laufe der Jahre weiter zu. Als Ursache werden degenerative Prozesse in der Gehörschnecke genannt, die ihrerseits durch lebenslange Einwirkungen von Lärm, Hörgiften u.a. in Gang gekommen sind.[7] Darüber hinaus werden auch Durchblutungsstörungen für die altersbedingte Schwerhörigkeit verantwortlich gemacht.

3.2 Ausprägungen von Hörschädigungen

Um die folgenden Ausführungen verständlicher zu machen, hier zunächst eine kurze Erläuterung zur Messung der Hörfähigkeit.

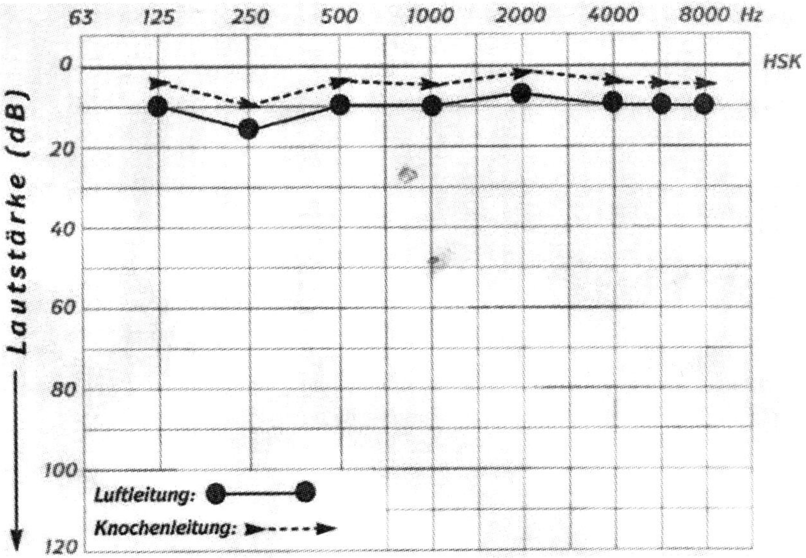

Abb. 3: Beispielaudiogramm gut Hörender[8]

7 Boenninghaus/Lenarz 2001, S. 180f.

8 Deutscher Paritätischer Wohlfahrtsverband, LV Hessen: Broschüre „Hören – Hörschädigung: Informationen und Unterrichtshilfen".

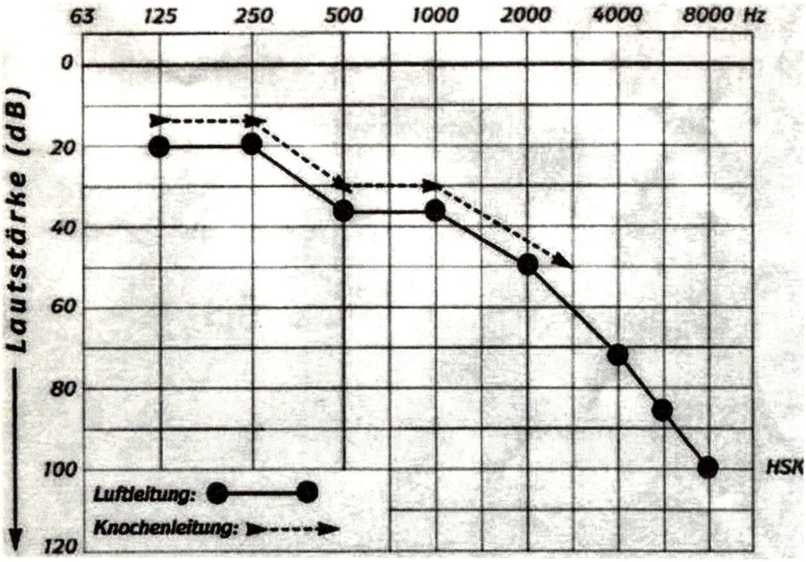

Abb. 4: Beispielaudiogramm Hochtonsteilabfall[9]

Für die Hörprüfung wird ein Audiometer verwendet. Bei der einfachen Hörprüfung werden dem Probanden Töne in unterschiedlichen Tonhöhen (Frequenzen) und Lautstärken über Kopfhörer vorgespielt. Darüber hinaus gibt es noch weitere Prüfgrößen am Audiometer. Alle Messungen am Audiometer werden als subjektive Messungen bezeichnet.

Es gibt andere, objektive Verfahren, mit deren Hilfe man den Hörstatus von Babys und Kleinkindern und natürlich auch von Erwachsenen messen kann. Die das Messergebnis am Audiometer enthaltende Grafik bezeichnet man als Audiogramm. Es weist in der Senkrechten die Lautstärke in Dezibel [dB(A)] und in der Waagerechten die Frequenz in Hertz (Tonhöhe) aus. Erfasst wird der Frequenzbereich zwischen 125 und 6.000 (bzw. 8.000) Hertz und Lautstärken zwischen 0 und ca. 130 dB(A). Wichtig sind die sprachrelevanten Frequenzen (250 bis ca. 5.000 Hertz), wobei zu beachten ist, dass die verschiedenen Sprachen (z.B. europäische

9 Ebd.

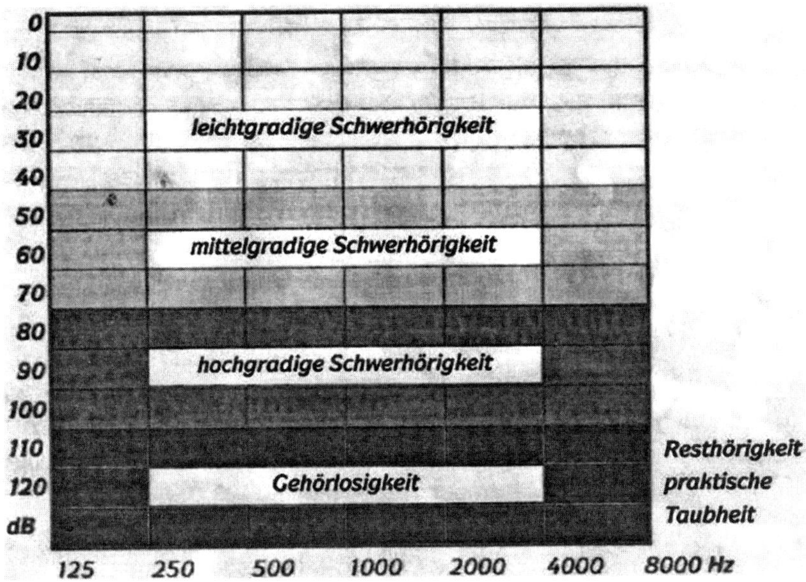

Abb. 5: Schematische Grobeinteilung der Hörschäden nach ihrem Grad[10]

versus asiatische Sprachen) zum Teil sehr extreme Frequenzunterschiede aufweisen.

Die unterschiedlichen Markierungen in obiger Tabelle zeigen die Bereiche des Hörverlusts hinsichtlich der Einteilung in Schweregrade. Diese Einteilung ist idealtypisch und entspricht keiner realen Hörschädigung. Da der Hörverlust in der Regel kurvenförmig verläuft, hängt die tatsächliche Höreinschränkung davon ab, wie hoch der Hörverlust in den einzelnen Frequenzen ist. Die Zuordnung der jeweiligen Hörverluste zu den einzelnen Bezeichnungen basiert auf verschiedenen Tabellen, die z.B. für die Berechnung des prozentualen Hörverlusts zur Ermittlung des Grads der Behinderung zugrunde gelegt werden.[11]

10 Ebd.

11 Trenk-Hinterberger, Peter et al. 2001 (Herausgeber: Bundesarbeitsgemeinschaft Hilfe für Behinderte e.V.), S. 369ff.

Leichtgradige Schwerhörigkeit: Hier liegt ein Hörverlust (im sprachrelevanten Bereich) von 25 bis 40 dB(A) vor. Betroffen sind ca. elf Prozent der Bevölkerung über 14 Jahre in Deutschland. Es ist davon auszugehen, dass nur wenige aus dieser Gruppe mit Hörgeräten versorgt sind. Dieser Hörverlust bedingt noch keine Anerkennung des Schwerbehindertenstatus,[12] obwohl es bei diesem relativ leichten Hörverlust durchaus zu Schwierigkeiten im Alltag kommen kann. Flüstern oder leises Sprechen aus mittlerer Entfernung wird nicht mehr gut bzw. sicher verstanden. Schon moderate Störgeräusche übertönen die leise gesprochene Sprache, sodass es für Betroffene zu unerklärlichen Situationen kommen kann. Beginnende Schwerhörigkeit wird von den Betroffenen meist nicht als solche wahrgenommen, was die Kommunikation besonders erschwert. Missverständnisse werden erst zu einem späten Zeitpunkt oder gar nicht erkannt. Wenn der Betroffene sich seiner Schwerhörigkeit nicht bewusst ist, sieht er selbstverständlich keine Notwendigkeit, eine ärztliche Diagnose einzuholen und sich mit Hörgeräten versorgen zu lassen. Als Patient kann er folglich weder darauf hinweisen noch offensiv damit umgehen, in dem Sinne, dass er sein eigenes Verhalten der Behinderung anpasst und vom Gesprächspartner entsprechende Rücksichtnahme einfordert.

Mittelgradige Schwerhörigkeit: Von diesem den Bereich von 40 bis 70 dB(A) umfassenden Hörverlust sind ca. sieben Prozent der Bevölkerung über 14 Jahre in Deutschland betroffen. Je stärker der Hörverlust ist, umso mehr sind die Betroffenen auf Hörgeräte angewiesen. Während bei einem Hörverlust von 40 bis 50 dB(A) das Telefonieren noch relativ gut möglich ist, benötigen Schwerhörige mit einem stärkeren Hörverlust oft Telefone mit Zusatzausstattung, z.B. mit der Möglichkeit der Lautstärkeregelung oder, sofern sie Hörgeräte nutzen, mit einer eingebauten Induktionsspule. Die Gefahr von Missverständnissen ist bei dieser Gruppe groß, zumal nicht alle mit Hörgeräten versorgt sind und nicht immer richtig eingeschätzt werden kann, ob etwas richtig verstanden wurde.

---

12 Als schwerbehindert gelten Hörgeschädigte, die aufgrund ihres Hörverlustes einen GdB von mindestens 50 zugewiesen bekommen; eine Gleichstellung kann unter gewissen Voraussetzungen ab einem GdB von mindestens 30 beantragt werden.

Hochgradige Schwerhörigkeit: In diese Gruppe ordnet der Deutsche Schwerhörigenbund Menschen mit einem Hörverlust von 70 bis 90 dB(A) ein. Betroffen sind 1,4 Prozent der Bevölkerung über 14 Jahre in Deutschland. Ohne Hörgeräteversorgung ist für diese Schwerhörigen kein Sprachverstehen mehr möglich. Das Telefonieren ist schwierig bis unmöglich, insbesondere wenn es sich um Gespräche mit unbekannten Personen handelt.

An Taubheit grenzende Schwerhörigkeit: Hiervon sind ca. 0,3 Prozent der Bevölkerung betroffen. Diese Gruppe umfasst all diejenigen, die einen Hörverlust von mehr als 90 dB(A) zu verzeichnen haben, also auch Ertaubte. Allerdings muss man sich die signifikanten Unterschiede vergegenwärtigen zwischen denjenigen, die mit Hörgeräten noch ein – wenn auch geringes – Sprachverstehen erreichen, und denjenigen, die selbst mit Hörgeräten keinerlei Höreindruck mehr erzielen.

3.3 Taubheit und Gehörlosigkeit

Man unterscheidet zwischen Menschen, die taub geboren sind bzw. ihr Gehör vor Abschluss des Spracherwerbs verloren haben, und denjenigen, die erst nach dem sechsten Lebensjahr ertaubt sind.

Die erstgenannte Gruppe wird als gehörlos bezeichnet, auch dann, wenn minimale Hörreste vorhanden sind, mit denen jedoch selbst durch eine Hörgeräteversorgung kein Sprachverstehen möglich ist. Gehörlose kommunizieren untereinander in der Regel in deutscher Gebärdensprache, einer anerkannten, eigenständigen und vollwertigen Sprache. Für den Arztbesuch z.B. übernimmt die Krankenkasse die Kosten für den Einsatz eines Gebärdensprachdolmetschers, sofern die Betroffenen dies wünschen. Mit hörenden Angehörigen verständigen sich vor allem die älteren Gehörlosen mittels Absehen vom Mund und im sozialen Umfeld eingeführten Gebärden. Daneben gibt es eine kleine Gruppe lautsprachlich orientierter Gehörloser, die dank sehr guter Förderung in der Kindheit die Lautsprache erwerben konnten, aber zum Verstehen vollständig auf das Absehen angewiesen sind. Sie verfügen im Unterschied zu rein gebärdensprachlich orientierten Gehörlosen über eine gute Schriftsprachkompetenz. Die schriftliche Kommunikation mit Gehörlosen birgt wegen des oftmals geringen Wortschatzes dieser Personengruppe die Gefahr von Missverständnissen. Gehörlose Kinder erlernen die Sprache auf künstlichem Weg, was zur Folge hat, dass Artikulation und Intonation in zahlreichen Fällen unterentwickelt bleiben. Daher ist die Aussprache von Gehörlosen oft schwer verständlich. Um eine wirkliche Lautsprachorientierung zu erreichen, bedarf es des Einsatzes besonderer und meist auch kostspieliger Sprachförderung durch Professionelle und Eltern.

Zur zweiten Gruppe gehören Menschen, die nach Abschluss des Spracherwerbs das Gehör vollständig (bis auf nicht verwertbare Hörreste) verloren haben. Sie gelten als ertaubt oder spätertaubt und kommunizieren in der Regel lautsprachlich, ggf. mit Unterstützung lautsprachbegleitender Gebärden. Je nach Ertaubungsursache können Ertaubte mit einer elektronischen Innenohrprothese versorgt werden (siehe Kapitel 4.4).

Abgesehen davon, dass sowohl Ertaubte als auch Gehörlose im medizinischen Sinn ein *Defizit im Gehör* haben, handelt es sich im soziologischen Sinn um zwei getrennt zu betrachtende Gruppen. Gehörlose fühlen sich einer eigenen Community zugehörig, haben eine eigene Sprache und Kultur sowie eigene kommunikative Fähigkeiten und Bedürfnisse. Sie lehnen es ab, als behindert bezeichnet zu werden, und den veralteten Begriff „taubstumm“ empfinden sie als diskriminierend. Die Aussagen und Empfehlungen in diesem Buch beziehen sich in der Regel auf Schwerhörige und Ertaubte.

3.4 Tinnitus

Quälende Ohrgeräusche wie Pfeifen, Brummen und Rauschen machen den Tinnitus-Betroffenen zu schaffen und schmälern in einer Weise ihre Lebensqualität, die Mitmenschen ohne Tinnitus nur schwer nachvollziehen können. Nicht nur Schwerhörige und Ertaubte werden von Tinnitus geplagt, auch Menschen ohne subjektiv spürbaren Hörverlust können davon betroffen sein. Bei genauer Diagnostik zeigt sich jedoch häufig ein meist leichter Hörverlust in den Frequenzen des Ohrgeräuschs.

Tinnitus kann im Zusammenhang mit einer Hörschädigung nach einer Vielzahl internistischer Erkrankungen auftreten. Auch Schwerhörigkeiten aufgrund ererbter Syndromerkrankungen mit Nieren- oder Schilddrüsenbeteiligung, z.B. das Alport- oder das Pendred-Syndrom, können einen Tinnitus hervorrufen. Das gilt ebenfalls für Autoimmunerkrankungen wie das Cogan-Syndrom.[13] Darüber hinaus tritt Tinnitus nach einem Lärmtrauma bzw. chronischer Lärmbelastung, bei Otosklerose und immer beim Morbus Menière auf. Durchblutungsstörungen spielen neueren Erkenntnissen zufolge offenbar eine geringere Rolle als bisher angenommen.[14]

In nur ca. 0,01 Prozent der Fälle sind die Ohrgeräusche objektivierbar, d.h. auch von untersuchenden Ärzten zu hören. In allen anderen Fällen handelt es sich beim Tinnitus um Geräusche, die nur der Betroffene wahrnimmt. Obwohl die Ohrgeräusche nie mehr als 5-10 dB(A) über der Hörschwelle liegen[15], werden sie von Betroffenen oft als so laut empfunden, dass sie den Eindruck haben, Sprache schlecht verstehen zu können, oder wegen des störenden Geräuschs unter Ein- und Durchschlafstörungen leiden.

Zwar leidet nur ein Teil der Betroffenen so stark unter dem Tinnitus, dass er in seiner Lebensgestaltung erheblich eingeschränkt wird, doch diese Patientengruppe muss hier berücksichtigt werden. Zum einen, weil sie zum Kreis der Hörgeschädigten gehört, d.h. entsprechende kommunikative Bedürfnisse aufweist, und zum anderen, weil sie möglicherweise symptombedingte Verhaltensweisen zeigt, die im Rahmen der medizinischen Behandlung und Pflege erkannt und thematisiert werden müssen.

In der Tinnitusforschung und -behandlung wurden in den letzten Jahren große Fortschritte erzielt. Es wurde nachgewiesen, dass Tinnitus durch normale Gewöhnungsprozesse in der Hörverarbeitung kompensiert werden kann.[16] Dies gelingt jedoch nicht allen Patienten ohne therapeutische Hilfestellung. Bleibt der Tinnitus dekompensiert, entsteht bei den Betrof-

---

13 Hesse, Gerhard 2008, S. 17.

14 Ebd., S. 14.

15 Ebd., S. 10.

16 Ebd., S. 11.

fenen im schlimmsten Fall ein „Leiden am Tinnitus".[17] Der Tinnitus wird zum zentralen Punkt in ihrem Leben und für jede Unbill verantwortlich gemacht. Es kommt zu psychosozialen Störungen bis hin zu klinisch manifesten Depressionen.

Tinnitus-Patienten fühlen sich oftmals nicht angenommen und nicht verstanden, daher ist ein empathischer Umgang mit ihnen für den Behandlungserfolg äußerst wichtig. Diese Patienten äußern häufig Unbehagen wegen zu großer Umgebungslautstärke, leiden unter Schlafstörungen, äußern Probleme mit dem Sprachverstehen und führen mitunter sämtliche Erkrankungen auf den Tinnitus zurück.

Eine medizinische Abklärung des Tinnitus ist unerlässlich. Erst im Anschluss daran sollten therapeutische Maßnahmen erfolgen, z.B. Infusionen, Verfahren zur Reorganisation der auditiven Verarbeitung, die technische Versorgung mit einem Tinnitus-Masker usw. Empfehlenswert ist eine Reha-Maßnahme in der Tinnitus-Klinik Bad Arolsen (die Adresse findet sich im Anhang).

3.5 Gleichgewichtsstörungen

Schwindel ist ebenfalls eine mögliche Begleiterscheinung von Hörschädigung und tritt bei einer Schädigung des Gleichgewichtsorgans auf. Er kann als Folge viraler und bakterieller Infektionen vorkommen, z.B. nach Meningitis, im Zusammenhang mit Syndromerkrankungen wie dem Cogan-Syndrom oder Usher I, bei Otosklerose, entzündlichen Prozessen im Mittelohr, Akustikusneurinom und anderen Erkrankungen des Ohrs. Zu heftigem Drehschwindel zusammen mit tieffrequentem Tinnitus und Erbrechen kommt es beim Morbus Menière. Darüber hinaus tritt Schwindel hin und wieder nach operativen Eingriffen am Innenohr auf, z.B. nach einer Versorgung mit Cochlea-Implantaten.

Gleichgewichtsbedingter Schwindel wird als systemischer Schwindel bezeichnet, der sich als Drehschwindel, Liftschwindel oder Schwankschwindel äußert. Demgegenüber äußert sich unsystemischer Schwindel

17 Ebd.

in Form von Benommenheit, Unsicherheit und Schwarzwerden vor den Augen. Hier liegt die Ursache außerhalb des Gleichgewichtsorgans.[18]

Hörgeschädigte Patienten, die unter Schwindel leiden, fühlen sich oft unsicher und haben insbesondere bei Dämmerung und Dunkelheit große Schwierigkeiten bei der Fortbewegung. Viele machen die unangenehme Erfahrung, dass ihr unsicherer Gang von den Mitmenschen als Folge von Alkoholmissbrauch missdeutet wird.

3.6 Weiterführende Literatur

Deutsche Seniorenliga (in Kooperation mit MED-EL): Altersschwerhörigkeit: Fachinformation Symptome, Ursachen, Folgen, Diagnostik, Therapie, 2010 (zum Download: www.hno-information.de).

Hesse, Gerhard: Tinnitus, Stuttgart 2008.

Leonhardt, Annette: Einführung in die Hörgeschädigtenpädagogik, München/Basel 1999.

18 http://www.dr-gumpert.de/html/schwindel.html.

4 Hörsysteme und andere Hilfsmittel

Für Hörbehinderte stehen je nach Art der Schädigung unterschiedliche Hörhilfen zur Verfügung. Ein vollständiger Ausgleich der Behinderung ist mit Hörhilfen nicht möglich. Vor allem in lauter Umgebung (Störschall) bleibt das Verstehen erschwert. Hörsysteme müssen vom Facharzt verordnet und sollten im Fachhandel (Hörgeräte-Akustiker) erworben werden.

Im Folgenden werden exemplarisch einige Systeme beschrieben. Hinweise zur Handhabung dieser Systeme in Klinik und Praxis finden Sie im Kapitel 5.

4.1 Hörgeräte

Hörgeräte stehen in zwei Ausführungen zur Verfügung: Zum einen als Hinter-dem-Ohr-Geräte, bei denen der durch sie verstärkte Schall über einen Schlauch und ein Ohrpassstück (Otoplastik) bzw. über ein so genanntes Schirmchen in den Gehörgang geleitet wird.

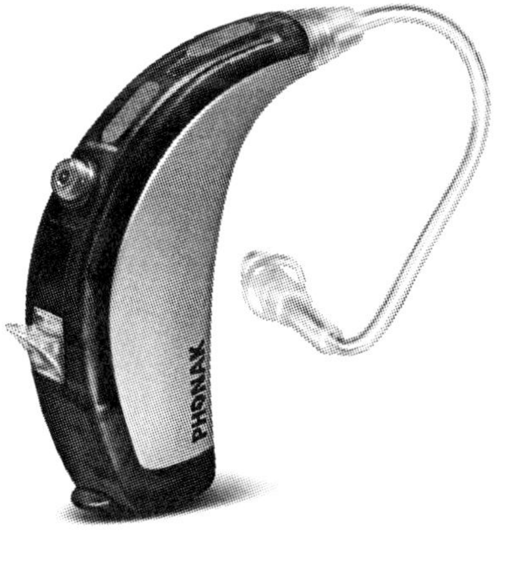

Abb. 6: Hinter-dem-Ohr-Hörgerät der Firma Phonak. Quelle: Phonak-Bild-CD, Juni 2008 (mit freundlicher Genehmigung der Firma Phonak).

Zum andern als Im-Ohr-Geräte, die direkt in den Gehörgang eingesetzt werden.

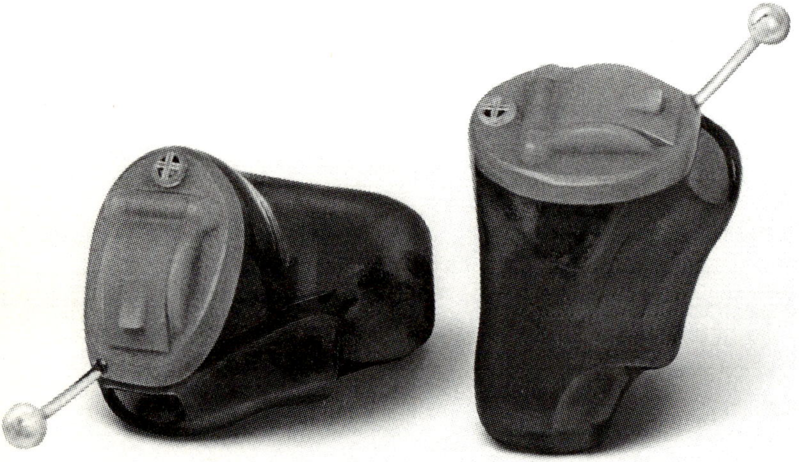

Abb. 7: Im-Ohr-Hörgerät der Firma Phonak. Quelle: Phonak-Bild-CD, Juni 2008 (mit freundlicher Genehmigung der Firma Phonak).

Hörgeräte gibt es für leichtgradig bis an Taubheit grenzend Schwerhörige. Sie unterstützen im Frequenzbereich von ca. 50 bis 6.000 Hertz (manche Hersteller geben eine Frequenzabdeckung bis 10.000 Hertz an). Im Audiogramm fehlende Frequenzen aufgrund vollständig zerstörter Innenohrhaarzellen können vom Hörgerät nicht erzeugt werden. Hörgeräte können das gute Gehör niemals ersetzen, daher sind Hörgeräteträger immer schwerhörig und kommunikationsbehindert (siehe Kapitel 5.1).

4.2 Knochenverankerte Hörsysteme: BAHA (Bone Anchored Hearing Aid)

Bei verschlossenem Gehörgang oder blockiertem Mittelohr (konduktivem Hörverlust) leiten am Schädelknochen verankerte Hörsysteme den verstärkten Schall über die Knochenleitung um. Bei einseitiger Taubheit wird der auf die taube Seite treffende Schall über die Knochenleitung auf das Innenohr der Gegenseite geleitet (siehe Kapitel 5.2).

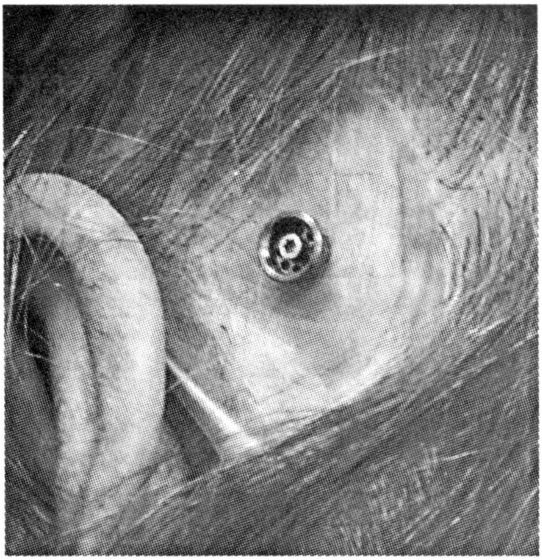

Abb. 8: BAHA-Verbindungskupplung. Das Titanimplantat wird hinter dem Ohr im Knochen eingesetzt; die im Bild zu sehende Verbindungskupplung überträgt den verstärkten Schall in mechanischen Vibrationen vom BAHA-Hörverstärker zum Implantat. Quelle: www.cochlear.de (mit freundlicher Genehmigung der Firma Cochlear).

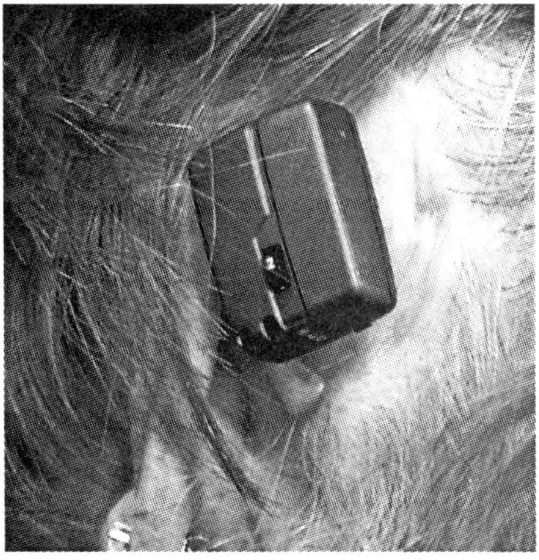

Abb. 9: BAHA-Hörverstärker. Quelle: www.cochlear.de (mit freundlicher Genehmigung der Firma Cochlear).

4.3 Teilimplantierte Hörsysteme (Vibrant Soundbridge)

Im Gegensatz zu Hörgeräten, die den Schall aufnehmen und verstärken, nimmt die Vibrant Soundbridge den Schall auf und verwandelt ihn in mechanische Schwingungen. Sie besteht aus dem am Kopf getragenen Audioprozessor (AP) und dem Implantat, das sich aus einer internen Spule, dem Magneten für den AP, dem Leitungskabel und dem Floating Mass Transducer (FMT), einem winzigen Schwingungskörper, zusammensetzt. Der FMT wird direkt am Amboss befestigt und versetzt die Gehörknöchelchenkette mechanisch in ähnlicher Weise in Schwingung wie der Schall, der den Gehörgang durchläuft und die Knöchelchen mit Hilfe des Trommelfells zum Schwingen bringt.

Die Vibrant Soundbridge ist geeignet für Kinder, Jugendliche und Erwachsene, bei denen eine stabile leichte bis starke Innenohrschwerhörigkeit in beiden Ohren vorliegt und deren Mittelohrfunktion normal ist (siehe Kapitel 5.3).

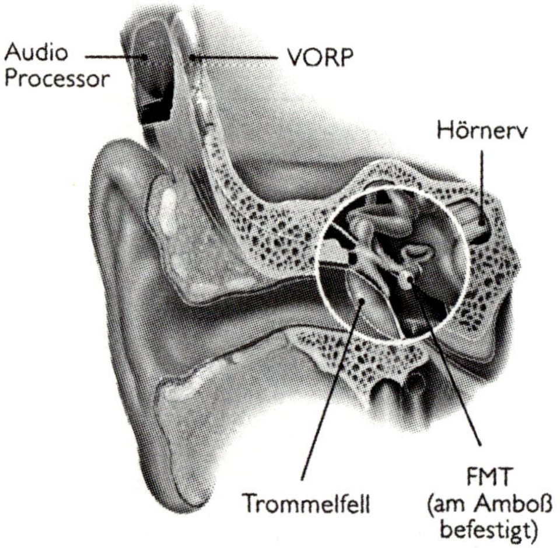

Abb. 10: Vibrant Soundbridge. Quelle: www.vibrant-medel.com (mit freundlicher Genehmigung der Firma MED-EL).

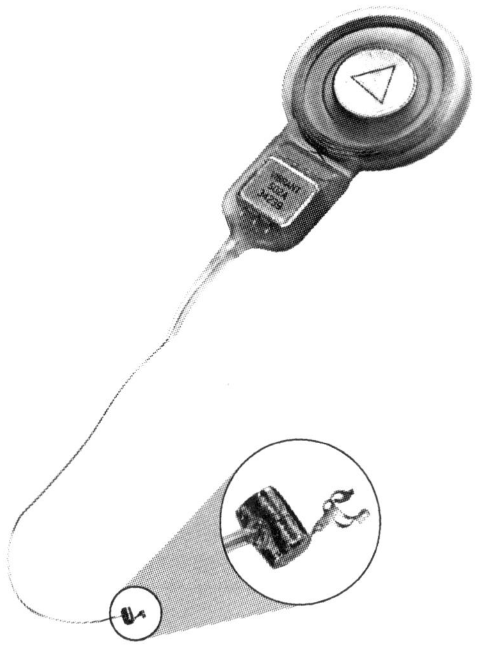

Abb. 11: Implantierbare Komponenten der Vibrant-Soundbridge – Spule, Leitungskabel und Floating Mass Transducer. Quelle: www.medel.de.

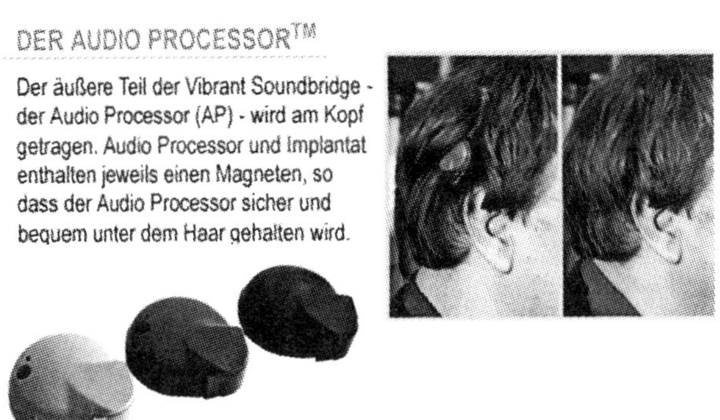

Abb. 12: Audio-Prozessor der Vibrant Soundbridge. Quelle: www.medel.de

4.4 Cochlea-Implantate

Cochlea-Implantate (CI) sind elektronische Innenohrprothesen. Damit werden Menschen versorgt, die mit konventionellen Hörsystemen kein ausreichendes Sprachverstehen erreichen.

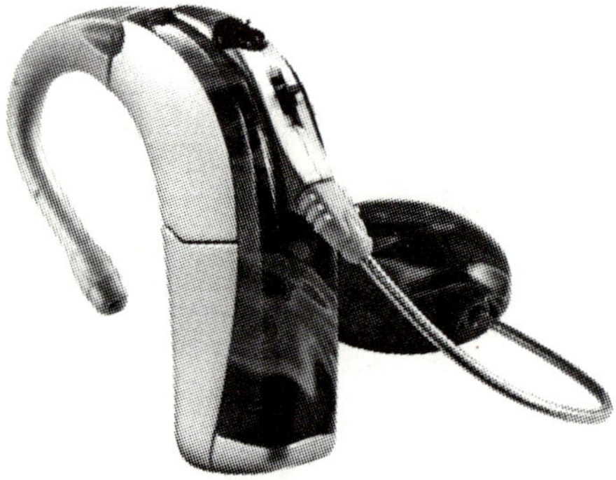

Abb. 13: Auria-Sprachprozessor. Quelle: Advanced Bionics (mit freundlicher Genehmigung der Firma Advanced Bionics).

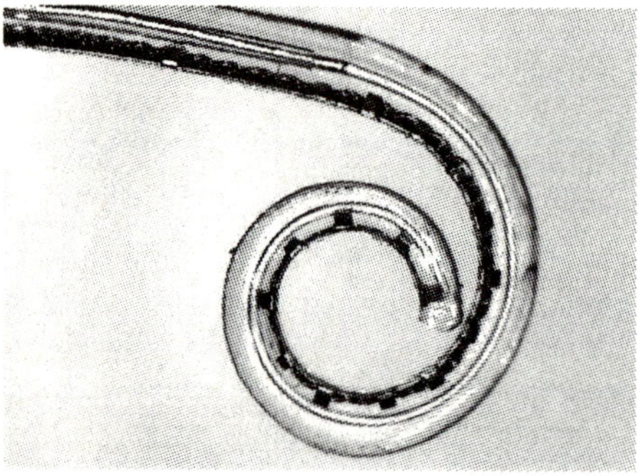

Abb. 14: Helix-Elektrode. Quelle: Advanced Bionics (mit freundlicher Genehmigung der Firma Advanced Bionics).

Gehörlos oder an Taubheit grenzend geborene Kinder können heutzutage bereits im Säuglingsalter mit CI versorgt werden. Bei Kindern, Jugendlichen und Erwachsenen ist eine CI-Versorgung bei hochgradiger bzw. an Taubheit grenzender Schwerhörigkeit und nach plötzlichem Hörverlust durch Krankheit oder Unfall indiziert. Voraussetzung ist ein funktionstüchtiger Hörnerv.

Cochlea-Implantate bestehen aus drei Komponenten: Äußerlich werden der Sprachprozessor mit integriertem Mikrofon und der Überträger getragen, während das Implantat im Schädelknochen über dem Ohr eingesetzt ist; die damit verbundenen Elektroden liegen in der Gehörschnecke (Cochlea).

Cochlea-Implantate funktionieren wie folgt: Das Mikrofon im Prozessor fängt Schallwellen aus der Umgebung auf, die vom Prozessor in elektrische Signale umgewandelt werden. Diese gelangen über ein Kabel zum Überträger, der sie mittels Funkwellen an das Implantat übermittelt, welches die Signale entschlüsselt und sie an die Elektrodenbündel in

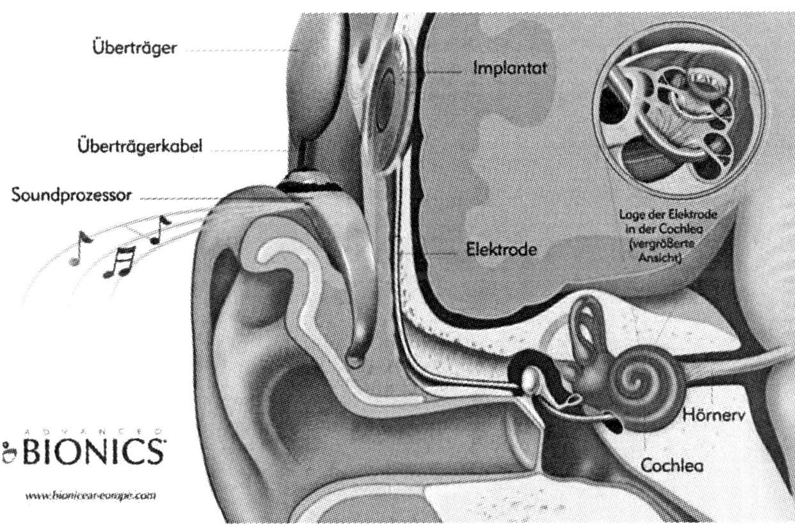

Abb. 15: Funktionsweise des Cochlea-Implantats. Quelle: Advanced Bionics (mit freundlicher Genehmigung der Firma Advanced Bionics).

der Gehörschnecke weiterleitet. Die Elektroden bewirken eine direkte Stimulierung der Hörnervenfasern in der Cochlea. Diese Stimulierung löst elektrische Impulse aus, die zum Gehirn geleitet und von diesem als akustische Informationen interpretiert werden[19] (siehe Kapitel 5.4).

4.5 Zusätzliche Hilfsmittel

Neben den oben genannten Hörgeräten und Sprachprozessoren stehen unterschiedliche zusätzliche Hilfsmittel für Hörgeschädigte zur Verfügung, die zum Teil direkt mit den am Körper getragenen Hörsystemen gekoppelt werden oder unabhängig von diesen Systemen nutzbar sind, z.B. durch Einbau in die Wohnung oder in öffentliche Räume, durch Anschluss an technische Geräte oder selbsttätig. Da diese Hilfsmittel zum Teil sehr kostspielig sind und nicht alle von den Krankenkassen und anderen Kostenträgern finanziert werden, verfügt nur ein Teil der Schwerhörigen darüber.

Die im Folgenden aufgeführten Systeme vermitteln lediglich einen Überblick; sie werden in der Regel von verschiedenen Herstellern angeboten. Weitergehende Informationen finden Sie auf den einschlägigen Seiten im Internet (ein Überblick dazu findet sich in den Literaturangaben am Ende dieses Buches).

4.5.1 FM (Frequenz Modulation)-Anlagen

FM-Anlagen übermitteln die Sprache per Funk direkt an das Hörsystem. Sie bestehen aus einem Sender (z.B. einem Mikrofon mit Verstärker) und einem Empfänger. Der Empfänger kann direkt im Hörgerät integriert sein, aber auch als so genannter Audioschuh aufgesteckt oder als Kästchen um den Hals getragen über Kabel oder Induktionsschleife mit dem Hörsystem verbunden werden. Darüber hinaus dienen FM-Systeme als Konferenzanlagen, die z.B. für Gruppen von Schwerhörigen in Schulen,

---

19 www.bionicear-europe.com.

Reha-Kliniken usw. genutzt werden. FM-Sender können mittels Klinkenstecker an technische Geräte wie TV, Radio oder Telefon angeschlossen werden, sodass Hörgeräte- und CI-Nutzer den Ton über Funk empfangen (siehe Kapitel 5.5.1).

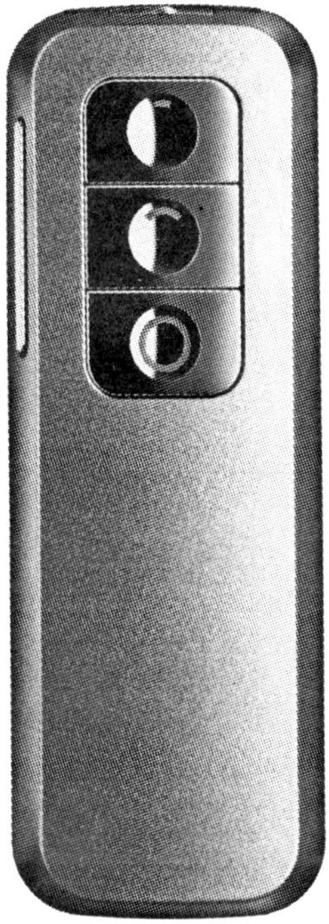

Abb. 16: Smartlink-FM-Sender von Phonak (Quelle: Phonak-Foto-CD)

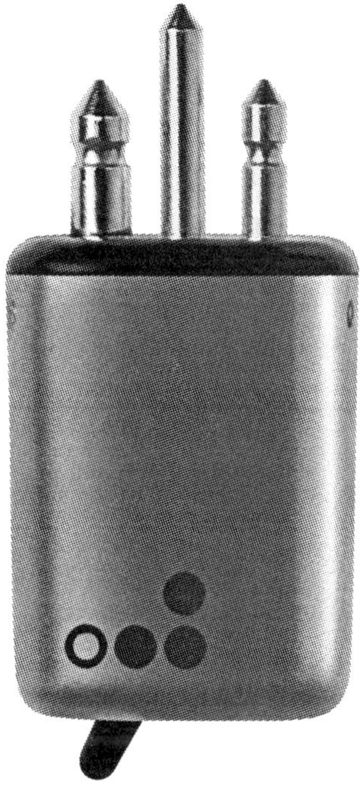

Abb. 17: Micro-MLXs-FM-Empfänger („Audioschuh") der Firma Phonak (Quelle: Phonak-Foto-CD)

4.5.2 Infrarot-Anlagen

Infrarot-Anlagen werden im Allgemeinen bei internationalen Konferenzen und Ähnlichem zur Sprachübertragung mit Dolmetschereinsatz genutzt. Dies hat für Hörgeschädigte den Vorteil, dass etliche öffentliche Einrichtungen, wie Kinos, Theater, Kirchen, Museen und Tagungshäuser über eine derartige Technik verfügen und entsprechende Empfänger zur Ausleihe bereithalten (siehe Kapitel 5.5.2).

4.5.3 Induktionsanlagen

Induktionsanlagen (auch Ringschleifenanlagen genannt) bestehen aus einem Verstärker und einem Kabel, das ringförmig im Raum ausgelegt bzw. fest installiert wird (z.B. an den Fußleisten oder unter dem Teppich). Es stehen sowohl Systeme für Großanlagen, z.B. in Konferenzräumen, Kirchen usw., als auch für den Gebrauch in der eigenen Wohnung und für die mobile Nutzung zur Verfügung.

Der Verstärker wird entweder direkt an die hauseigene Lautsprecheranlage (bei Großanlagen) oder an die Audioquelle (TV, Radio) angeschlossen. Für die mobile Nutzung wird der Verstärker mit einem Mikrofon bzw. einem Mischpult mit mehreren Mikrofonen und dem ringförmig im Raum ausgelegten Kabel verbunden.

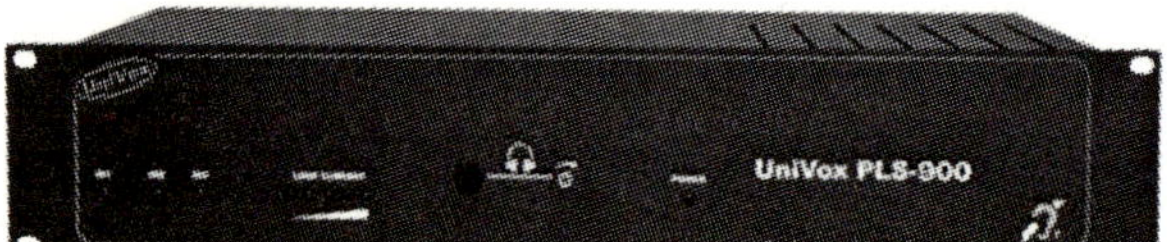

Abb. 18: Ringschleifenverstärker Humantechnik

Eine Ringschleifenanlage ist einfach zu handhaben und kann mühelos in Praxen und Therapieräumen installiert werden. Öffentliche Einrichtungen werden zunehmend mit Induktionsanlagen ausgestattet.

Für den Empfangsbereich in Praxen und Kliniken bietet sich das mobile Ringschleifensystem „Soundshuttle" an. Dieses Gerät nimmt den Schall über ein Mikrofon auf und wandelt das Signal in ein induktives Signal um, das von Hörsystemen mit einer Telefonspule empfangen werden kann. Der Soundshuttle ist geeignet für die Kommunikation im Nahbereich (siehe Kapitel 5.5.3).

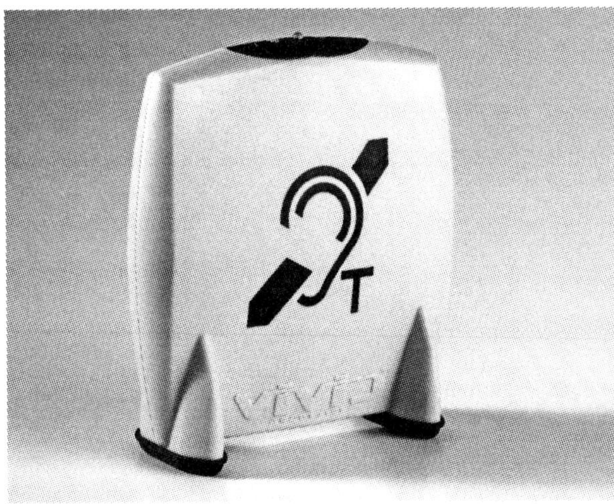

Abb. 19: Mobiles Ringschleifensystem „Soundshuttle"

4.5.4 Lichtsignalanlagen

Sowohl für den privaten Wohnraum als auch für Rehabilitationskliniken, Pflegeheime und Senioreneinrichtungen stellen Lichtsignalanlagen für Hörgeschädigte unerlässliche Hilfsmittel dar. Lichtsignalanlagen wandeln akustische Signale in Lichtblitze oder Vibration um. Ein Sender wird an die Türklingel, an das Telefon- oder an das Faxgerät angeschlossen, und über tragbare oder an Steckdosen angeschlossene Empfänger wird das Signal in einen Lichtblitz oder eine Vibration verwandelt wahrgenommen. Es stehen unterschiedliche Systeme zur Verfügung.

Hochgradig Schwerhörige, Ertaubte und Gehörlose können mit ärztlichem Attest die Übernahme der Kosten für eine Lichtsignalanlage bei der gesetzlichen Krankenkasse beantragen. Für den kurzfristigen Klinikaufenthalt eignet sich der batteriebetriebene, flexibel einsetzbare LISA-Türklingeltaster, der vom Personal oder von Besuchern statt des Anklopfens betätigt werden kann. Dieser Türklingeltaster überträgt per Funk ein Signal an ein Vibrationskissen, welches der Patient bei sich trägt.

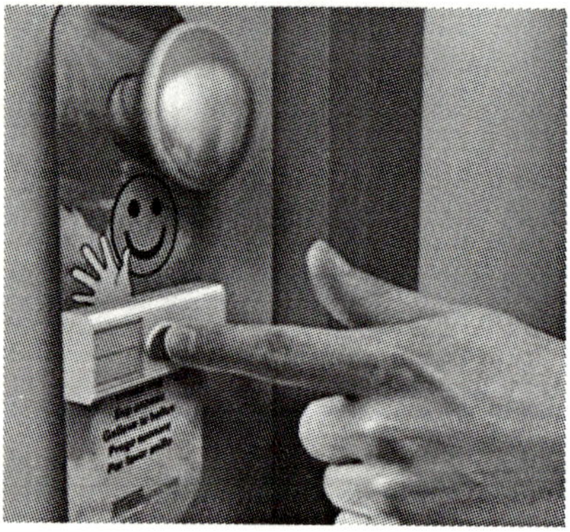

Abb. 20: LISA-Türklingeltaster 24 x 84 x 26 mm (Humantechnik)

Für Hörgeschädigte gibt es außerdem spezielle Wecker, die entweder über einen Lichtblitz oder über eine Vibration das Wecksignal aussenden (siehe Kapitel 5.5.4).

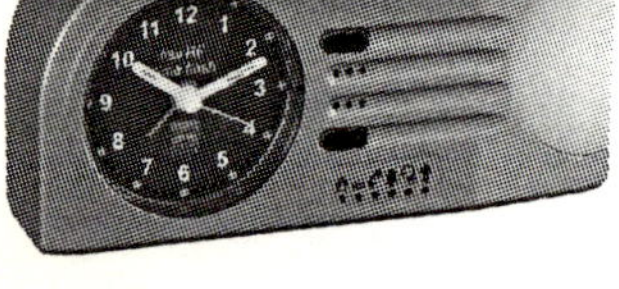

Abb. 21: Lichtsignalwecker von Humantechnik

4.5.5 Weitere Hilfsmittel

Darüber hinaus stehen noch zahlreiche weitere Hilfsmittel für den individuellen Gebrauch zur Verfügung. Ihre Nutzungsmöglichkeit hängt von den jeweiligen Bedürfnissen und Möglichkeiten sowie vom Hörstatus der Betroffenen ab. Einen guten Überblick bietet z.B. die Unternehmenswebsite www.humantechnik.com (siehe Kapitel 5.5.5).

4.6 Weiterführende Literatur

Ernst/Battmer/Todt: Cochlear Implant heute, Heidelberg 2009.
Hamann, K.-F./Hamann, K.: Schwerhörigkeit und Hörgeräte: 111 Fragen und Antworten, München 2005.
Hermann-Röttgen: Cochlea- und Mittelohrimplantate, Stuttgart 2010.

5 Handhabung der Hörsysteme und Hilfsmittel in Klinik und Praxis

Sowohl im Bereich der Kranken- und Altenpflege als auch im Rahmen der Behandlung und Diagnostik schwerhöriger Patienten gilt es, spezifische Besonderheiten hinsichtlich der Hörhilfen zu beachten.

5.1 Hörgeräte

Hörgeräte werden batteriebetrieben. Sowohl Hinter-dem-Ohr-Geräte als auch Im-Ohr-Geräte werden mittels eines für den Träger angepassten Ohrpassstücks im Gehörgang gehalten. Diese Passstücke sind regelmäßig zu reinigen, da sich Cerumen (Ohrenschmalz) ansammelt, welches das Passstück bzw. die Schirmchen verstopft und damit das Hören verschlechtert. Der Hörgeräte-Akustiker hält entsprechende Reinigungsmittel bereit.

Hörgeräte sind beim Duschen, Baden und Schwimmen abzulegen und dürfen nicht in Flüssigkeit gelegt werden.

Bei einer Funktionsstörung des Hörgeräts muss zunächst daran gedacht werden, dass die Batterie leer sein könnte. Ggf. kann auch der Schlauch zwischen Hörgerät und Passstück defekt sein; dieser muss dann durch den Hörgeräte-Akustiker ersetzt werden (siehe Kapitel 4.1).

5.2 Knochenverankerte Hörsysteme (BAHA)

Der BAHA-Hörverstärker ist nicht wasserdicht; er darf daher nicht unter der Dusche und nicht beim Baden und Schwimmen getragen werden.

Für BAHA-Nutzer gelten besondere Hygienevorschriften: Der äußere Bereich der Schnappkupplung muss täglich mittels einer speziellen Bürste, Wasser und Seife gesäubert werden.

Da sich auch *in* der Schnappkupplung Verunreinigungen ablagern können, sollte diese wöchentlich gesäubert werden. Bei Entzündungen und Wundsein im Bereich der Schnappkupplung muss ein Arzt zu Rate gezogen werden. Infektionen im Kupplungsbereich sind immer behandlungsbedürftig.

Ultraschall*untersuchungen* sind möglich, von Ultraschall*behandlungen* (therapeutischen Maßnahmen) wird jedoch abgeraten. Eine vorherige Abstimmung mit dem Hersteller (Firma Cochlear; Tel.: 0511 – 54 27 70) ist erforderlich.

Röntgenuntersuchungen, Computertomographien (CT)[20] und Magnetresonanztomographien (MRT)[21] können durchgeführt werden, wenn der Sprachprozessor vorher abgenommen wurde (siehe Kapitel 4.2).

5.3 Teilimplantierte Hörsysteme (Vibrant Soundbridge)

MRT, PET[22], Cobalt-Behandlungen sowie diagnostischer und therapeutischer Ultraschall im Kopfbereich für Nutzer der Vibrant Soundbridge sind absolut kontraindiziert (siehe Kapitel 4.3).

20 Computertomographie: Im Gegensatz zu herkömmlichen Röntgenuntersuchungen werden hier viele Röntgenbilder aus unterschiedlichen Richtungen erstellt; aus diesen Abbildungen wird nachträglich die nicht erfasste Volumenstruktur (siehe auch www.apotheken-umschau.de) rekonstruiert.

21 Magnetresonanztomographie, auch Kernspintomographie genannt, ist ein bildgebendes Verfahren zur Darstellung von Struktur und Funktion von Gewebe und Organen im Körper. Sie basiert auf sehr starken Magnetfeldern und elektromagnetischen Wechselfeldern im Radiofrequenzbereich, mit denen bestimmte Atomkerne im Körper resonant angeregt werden. Je nach Art des Geräts werden unterschiedliche Feldstärken verwendet (dargestellt in Tesla) (siehe auch http://www.meb.uni-bonn.de/radiologie/Patienteninformation/MRT.html).

22 PET: Positronen-Emissions-Tomographie, bildgebendes Verfahren der Nuklearmedizin, erzeugt Schnittbilder von lebenden Organismen durch Sichtbarmachen einer schwach radioaktiv markierten Substanz im Organismus (siehe auch http://www.nuklearmedizin.de/pat_info/petct_broschur.pdf).

5.4 Cochlea-Implantate

Bei Patienten mit Cochlea-Implantat ist zu beachten, dass sie ohne Sprachprozessor – z.B. während des Schlafens – vollständig taub sind.

Die Sprachprozessoren erhalten ihre Energie entweder über Zink-Luft-Batterien oder über Akkus. Zum Aufladen der Akkus dient ein zur Grundausstattung gehörendes Ladegerät, das der Nutzer bei mehrtägiger häuslicher Abwesenheit, z.B. bei Klinikaufenthalten, mit sich führen muss.

Um die Ansammlung von Feuchtigkeit im Prozessor zur verhindern, sollte dieser regelmäßig in eine Trockenbox bzw. einen Trockenbeutel gelegt werden. Die Batterien sind vorher zu entfernen.

Die äußeren Komponenten dürfen nicht beim Duschen, Baden oder Schwimmen getragen werden und nicht in Flüssigkeit gelegt werden.

Der Überträger haftet magnetisch am Implantat, d.h. sowohl am äußeren Überträger als auch im unter der Kopfhaut liegenden Implantat befinden sich Magnete. Daher können MRT nur bedingt bzw. unter bestimmten, strengen Auflagen durchgeführt werden.

Magnetfeldtherapien sollten bei Cochlea-Implantat-Trägern nicht angewandt werden.

Ansprechpartner bei Funktionsausfällen ist immer der jeweilige Hersteller; Ersatzteile werden in der Regel umgehend geliefert.

Cochlea-Implantate werden in Deutschland zurzeit von vier Herstellern angeboten, die hinsichtlich MRT und Ultraschall unterschiedliche Vorgaben machen. In jedem Fall ist aber eine telefonische Kontaktaufnahme mit dem jeweiligen Hersteller vor der Durchführung einer MRT unbedingt erforderlich.

Sofern MRT überhaupt möglich sind, müssen die externen Teile, d.h. der Sprachprozessor und der Überträger, vor einer MRT abgelegt und in größerer Entfernung vom Gerät – vorzugsweise in der Umkleidekabine – deponiert werden (siehe Kapitel 4.4).

Nutzern von Cochlea-Implantaten von Advanced Bionics *muss* in jedem Fall der Magnet vor einer MRT entfernt werden. Zulässig sind Feldstärken von 0,2 und 1,5 Tesla. Vor jeder MRT muss der Hersteller kontaktiert und ein Fragebogen ausgefüllt werden. Ultraschalluntersuchungen sind nach Aussage von Advanced Bionics möglich, allerdings sollte die Kontaktfläche nicht auf dem Implantat liegen. Kontakt: Advanced Bionics, Tel.: 089 – 45 21 32 80.

Bei Cochlea-Implantaten der Firma Cochlear gelten unterschiedliche Bedingungen in Abhängigkeit vom jeweiligen System. Beim Nucleus CI22 ist die MRT kontraindiziert. Anhand der Seriennummer des Implantats ist aber feststellbar, ob der Magnet herausnehmbar ist. Falls ja, kann eine MRT nach Entfernung des Magneten und nach Rücksprache mit Cochlear durchgeführt werden. Ein Druckverband muss angelegt werden.

Die Systeme Nucleus 24 und Freedom erlauben grundsätzlich MRT von 0,2 bis 1,5 Tesla. Hier kann der Magnet im Implantat verbleiben; ein Druckverband muss angelegt werden. Verbleibt der Magnet bei der MRT im Implantat, so entsteht ein Schatten mit einem Radius von sieben Zentimetern um das Implantat.

Bei Feldstärken von mehr als 1,5 Tesla bis maximal 3,0 Tesla muss der Magnet entfernt werden. Dies ist unter Lokalanästhesie möglich und sollte nur für die Dauer der Untersuchung geschehen. Auch in diesen Fällen muss ein Druckverband angelegt werden. Bei entferntem Magneten entsteht ein Schatten mit einem Radius von drei Zentimetern um das Implantat.[23]

Vor einer MRT ist eine Kontaktaufnahme des Radiologen mit Cochlear erforderlich. Ultraschalldiagnostik ist möglich; abgeraten wird jedoch von einer Ultraschalltherapie im Implantatbereich. Auch hier ist eine vorherige Abstimmung mit Cochlear erforderlich. Kontakt: Cochlear, Tel.: 0511 – 54 27 70.

Cochlea-Implantate der Firma MED-EL: MED-EL empfiehlt, andere bildgebende Verfahren als eine MRT zu wählen, wie z.B. CT, hochauflösendes CT oder PET. Bei einer zwingend notwendigen MRT ist vorher bei MED-EL ein „Antrag auf eine MRT-Untersuchung“ anzufordern. Nach individueller Rücksprache mit MED-EL sind MRT mit folgenden Feldstärken möglich:

- mit 0,2-Tesla-Extremitäten-MRT-Geräten,

23 Schriftliche Information von Dr. Hessel, Cochlear GmbH.

- mit offenen 0,2-Tesla-Geräten,
- mit 1,0- und 1,5-Tesla-Geräten.

Bei 1,0- und 1,5-Tesla-Geräten muss ein Druckverband angelegt werden; bei 0,2-Tesla-Geräten wird ein Druckverband empfohlen. Auf keinen Fall dürfen MRT-Geräte mit Feldstärken zwischen 0,2 und 1,0 Tesla verwendet werden. Eine Magnetentfernung ist nicht vorgesehen.

Ultraschall-Untersuchungen im Kopfbereich und Zahnreinigungen mit Ultraschall sind für Nutzer von Cochlea-Implantaten der Firma MED-EL kontraindiziert. Kontakt: MED-EL, Tel.: 08151 – 7 70 30.

Cochlea-Implantate der Firma Neurelec: Eine MRT bis 1,5 Tesla bei Anlegen eines Druckverbands ist möglich, allerdings muss der Patient seit mindestens sechs Monaten mit dem Cochlea-Implantat versorgt sein.[24] Vor einer MRT ist eine Rücksprache erforderlich. Kontakt: Neurelec GmbH, Tel.: 0681 – 9 96 33 62.

5.5 Zusätzliche Hilfsmittel

5.5.1 FM-Anlagen

Der Sender von FM-Anlagen (siehe Kapitel 4.5.1, Abb. 16) wird vom Sprecher um den Hals getragen oder von Sprecher zu Sprecher weitergereicht. Beim Sprechen ist darauf zu achten, dass der Sender bzw. das Mikrofon nicht den Mund verdecken, damit die hörgeschädigten Zuhörer auch weiterhin vom Mund absehen können (siehe Kapitel 4.5.1).

5.5.2 Infrarot-Anlagen

Die Infrarotempfänger übertragen mittels einer Induktionsschlinge die Signale auf induktivem Weg direkt in das Hörsystem.

24 www.neurelec.com/ger/ressources/irm.html.

Infrarot bedeutet Datenübertragung über eine Lichtstrecke, daher muss der Sichtkontakt zwischen dem Infrarotsender und dem Infrarotempfänger gewährleistet sein.

Infrarotanlagen kommen außerhalb von Großveranstaltungen sehr selten zum Einsatz (siehe Kapitel 4.5.2).

5.5.3 Induktionsanlagen

Als mobiles Induktionssystem kann in Klinik und Praxis der Soundshuttle eingesetzt werden. In diesem Fall ist der Patient darauf hinzuweisen, dass er sein Hörgerät bzw. seinen Sprachprozessor auf „T" für den induktiven Empfang einstellt (siehe Kapitel 4.5.3).

5.5.4 Lichtsignalanlagen

In Altenpflegeeinrichtungen und bei stationären Klinikaufenthalten können Licht- bzw. Vibrationswecker (siehe Kapitel 4.5.4) eingesetzt werden. Sie werden vom Patienten selbst bedient und bedürfen keiner weiteren Beachtung durch das Personal. Vibrationswecker beziehen ihre Energie aus Batterien, die rechtzeitig ausgewechselt werden sollten. Lichtwecker funktionieren mit Stromanschluss.

Der LISA-Türklingeltaster (siehe Kapitel 4.5.4) wird vom Personal oder Besuchern betätigt, da das Anklopfen an der Tür von dieser Patientengruppe nicht gehört wird.

5.5.5 Weitere Hilfsmittel

Die Bereitstellung von Fernsehern mit der Option, Videotext-Untertitel einzuschalten, oder die Erlaubnis zur Ausleihe eines entsprechenden Geräts ermöglichen den schwerhörigen Patienten die Nutzung dieses Mediums während des stationären Klinikaufenthalts.

Hilfreich ist auch die Nutzungsmöglichkeit eines Faxgeräts auf der

Station sowie eines PCs mit Internetanschluss in einem für Patienten zugänglichen Bereich der Klinik.

Viele Hörgeschädigte nutzen für die Telekommunikation die SMS- oder Fax- bzw. Internetfunktion ihres Mobiltelefons. Dies sollte ihnen möglichst gestattet werden.

6 Hörbehinderung – Kommunikationsbehinderung

Obwohl Kommunikation als wichtiger Aspekt bei der Patientenversorgung in den letzten Jahren mehr Aufmerksamkeit erfahren hat, wurde das Thema Hörschädigung in diesem Kontext bislang grob vernachlässigt. Hörbehinderung ist eine (gravierende) Kommunikationsbehinderung – und Kommunikation ist lebenswichtig: Zwischen Arzt und Patient *muss* die Kommunikation gewährleistet sein.

Hörbehinderte hören nicht einfach „schwerer" im Sinne von leiser, sie hören anders! Je nach Ausprägung und Ortung der Hörschädigung wird auch von mit Hörsystemen Versorgten zu leise, zu laut, verzerrt oder lückenhaft gehört. Und nicht alles, was gehört wird, wird auch richtig verstanden. Tinnitus (Ohrgeräusche) und Gleichgewichtsstörungen können mit Schwerhörigkeit einhergehen und stellen zusätzliche Belastungen für die Betroffenen dar.

Das Gehör dient nicht nur der Aufnahme von Schall, sondern hat darüber hinaus eine Alarmierungsfunktion und erleichtert die Orientierung im Raum. Sind diese Funktionen beeinträchtigt, fühlt sich der Betroffene häufig unsicher. Er kann nicht sicher sein, dass er das Gesagte richtig verstanden hat oder ob jemand den Raum, in dem er sich befindet, unbemerkt betreten hat.

Schwerhörigkeit wurde lange Zeit tabuisiert, und noch heute schämen sich viele Betroffene für ihre Schwerhörigkeit, statt offensiv mit ihrer Behinderung umzugehen. Zuzugeben, dass etwas – z.T. mehrfach – nicht verstanden wurde, wird immer noch als unangenehm oder gar peinlich erlebt. Gut hörende Kommunikationspartner reagieren wegen des häufigen Nachfragens unter Umständen ungehalten. Um das Defizit zu kompensieren, achten viele Schwerhörige verstärkt auf Mimik und Körpersprache. Darin erkennen – oder vermuten – sie nonverbale Signale, erregen aber mit ihrem sehr konzentrierten Blick unter Umständen beim nicht informierten Gesprächspartner Unbehagen – gut Hörende fühlen sich angestarrt. Reißt der Blickkontakt durch Abwenden des Gesprächspartners ab, ist die Qualität der Kommunikation beeinträchtigt, und der Hörgeschädigte reagiert mit unterschiedlichen Anzeichen von Stress.

Schwerhörigkeit betrifft alle Bevölkerungsschichten. Aufgrund spezifischer Verhaltensweisen Schwerhöriger, z.B. des fragenden Gesichtsausdrucks, kommt es immer wieder vor, dass ihre akustischen Verständnisprobleme mit kognitiven Verständnisproblemen gleichgesetzt bzw. verwechselt werden. Schwerhörige und Gehörlose leiden darunter, wenn sie aufgrund ihrer Behinderung für dumm oder geistig behindert gehalten werden.

Anhand des Kommunikationsmodells nach Schulz von Thun[25] lassen sich die kommunikativen Einschränkungen von Schwerhörigen gut erläutern:

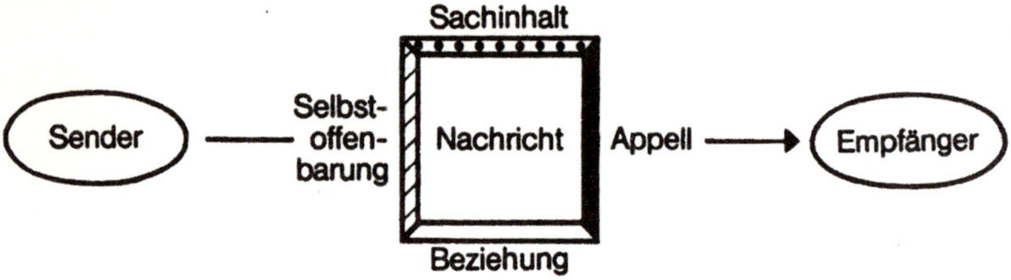

Abb. 22: Die vier Seiten (Aspekte) einer Nachricht[26]

Nach Schulz von Thun enthält jede Nachricht vier „Seiten", unabhängig davon, ob dies vom Sender beabsichtigt ist oder nicht. Wir haben es also immer mit einer Nachricht und deren impliziten Einzelaspekten, d.h. dem Sachinhalt, der Appellebene, der Selbstoffenbarungsebene und der Beziehungsebene zu tun.[27] Es ist nicht immer leicht zu erkennen, welches die „eigentliche Nachricht" und was die – ebenso wichtigen – Einzelaspekte sind.

25 Schulz von Thun, Friedemann 1999.

26 Ebd., Bd. 1, S. 30, Kopie der Abbildung mit freundlicher Genehmigung des Autors und des Rowohlt Verlags.

27 Ebd., Bd. 1, S. 31ff.

Schulz von Thun hat dies anhand des Beispiels eines Ehepaars im Auto vor einer Ampel dargestellt:[28]

Situation: Ehepaar im Auto, Frau am Steuer (Empfänger), Mann Beifahrer (Sender).
Mann: „Du, da vorne ist grün!"
Frau: „Fährst du oder fahre ich?"

Analyse:
1. *Sachinhalt: die Ampel ist grün.*
2. *Selbstoffenbarung: „Ich weiß, was zu tun ist."*
3. *Beziehung: Ergibt sich aus der Formulierung – Mann traut Frau nicht zu, den Wagen optimal zu fahren.*
4. *Appell: „Gib Gas!"*

Wenn alle Signale einer Nachricht in dieselbe Richtung deuten, wird sie als kongruent bezeichnet. Dieselbe Richtung bedeutet: Wortwahl, Satzbau, Stimme, Lautstärke, Mimik und Gestik passen zueinander.

Vielfach sind die Nachrichten aber inkongruent, d.h. die sprachlichen und nicht sprachlichen Signale passen nicht zueinander. Inkongruente Nachrichten sind schwerer zu dekodieren. Sie stellen den Empfänger insbesondere dann vor große Herausforderungen, wenn er aufgrund seiner Sinnesbehinderung nicht in der Lage ist, all ihre Aspekte gleich gut zu entschlüsseln. Daraus lässt sich ableiten, dass die Kommunikation nicht nur durch das falsche Verstehen gesprochener Worte gefährdet ist, wenn der Empfänger nicht richtig hören kann.

Hörbehinderte Menschen fokussieren oft sehr stark auf den Sachinhalt und laufen daher Gefahr, die drei anderen Seiten der Nachricht – nämlich die Beziehungs-, die Appell- und die Selbstoffenbarungsebene – nicht oder falsch zu „verstehen". Außerdem sind sie manchmal nicht oder nur unzureichend in der Lage, Sprachmelodie und -rhythmus zu erkennen. Der Tatsache, dass Kommunikation eben nicht nur direkt und sachbezogen verläuft, sondern auch nicht explizit ausgedrückte Befindlichkeiten,

28 Ebd., Bd. 1, S. 25ff.

Emotionen und Erwartungen transportiert, stehen also zwei Probleme gegenüber: Erstens müssen hörgeschädigte Menschen eine hohe Konzentration aufwenden, um überhaupt die Sachinformation richtig zu verstehen (weshalb sie kaum über Ressourcen für die Aufnahme und Verarbeitung der „mitschwingenden" Botschaften verfügen); zweitens können sie diese akustischen Feinheiten häufig gar nicht hören.

Das Modell des „vierohrigen Empfängers" veranschaulicht, mit welchen Aspekten der Nachricht sich der Empfänger befasst und ob und wo er Prioritäten setzt.

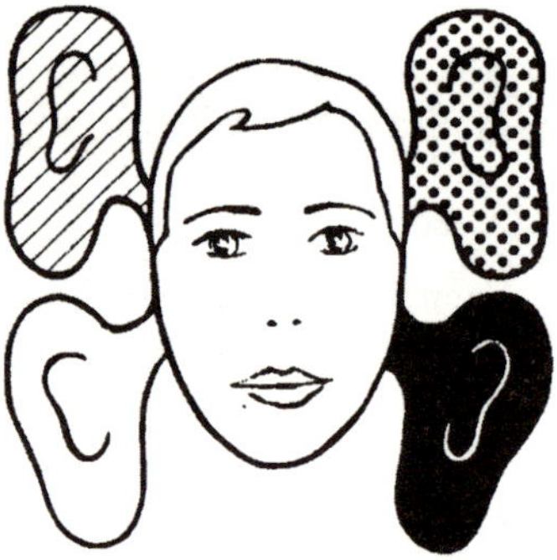

Abb. 23: Der „vierohrige Empfänger"[29]

Wie der Sachverhalt zu verstehen ist, dürfte, wie oben beschrieben, im Vordergrund der Aufmerksamkeit des Schwerhörigen liegen. Je nach Lebenserfahrung und bisherigen Frustrationserlebnissen des Betroffenen wird aber auch das Beziehungsohr eine Rolle spielen. Die Erfahrung vieler Schwerhöriger, immer wieder als „dumm", „schwierig" oder „schwerfällig" vorverurteilt zu werden, führt dazu, dass sie ihrerseits mit Skepsis, negativen Erwartungen und Misstrauen in die Kommunikationssituation gehen. Sie machen sich dabei nicht bewusst, dass die meisten Menschen nicht wissen, welche besonderen Bedürfnisse Schwerhörige bei der

29 Ebd., Bd. 1, S. 45, Kopie der Abbildung mit freundlicher Genehmigung des Autors und des Rowohlt-Verlags.

Kommunikation haben, und statt ihre Bedürfnisse deutlich zu artikulieren, interpretieren sie die aus ihrer Sicht unangepasste Kommunikation als Rücksichtslosigkeit.

Die Anstrengung beim Zuhören führt dazu, dass Schwerhörige eher ungern zuhören, sondern lieber selbst reden. Und wenn sie zuhören müssen, versuchen sie – oft unbewusst –, den Konzentrationsaufwand niedrig zu halten, indem sie klare und eindeutige Antworten auf ihre Fragen einfordern. Den üblichen Smalltalk empfinden hochgradig Hörgeschädigte nicht nur als überflüssig, sondern als zusätzliche und unangenehme Kraftanstrengung. Das so genannte Putzsprechen[30], also der Austausch von Höflichkeitsfloskeln und netten Belanglosigkeiten, stellt hörbehinderte Menschen vor gesteigerte Höranforderungen. Deshalb möchten sie sich z.B. nicht über das Wetter unterhalten, sondern sofort wissen, warum sie operiert werden müssen. Das bedeutet aber gleichzeitig, dass sie weitgehend von den Annehmlichkeiten, die dieses „Warming up“ in das Gespräch bringen, ausgeschlossen sind.

Naturgemäß wechseln die Rollen des Senders und Empfängers zwischen Patient und Arzt (bzw. Therapeut, Pfleger usw.). Und selbstverständlich unterliegen die vom Patienten ausgesandten Nachrichten denselben Prinzipien. Von Hörgeschädigten ausgehende Nachrichten sind oftmals inkongruent aufgrund eines „andersartigen“ Ausdrucksverhaltens wie z.B. sehr lautem oder sehr leisem Sprechen, dem Verschlucken von Silben, fehlender oder „falscher“ Satzmelodie sowie einer für Hörende befremdlichen Mimik und Gestik.

Wer als frühschwerhöriges Kind die Sprache nicht auf natürlichem Wege erlernt hat, ist als Erwachsener nicht oder nur teilweise in der Lage, Botschaften sprachlich zu nuancieren. Aber auch Spätertaubte können die Fähigkeit des melodischen und rhythmischen Sprechens verlieren, da sie ihre Stimme nicht mehr kontrollieren können. Dies kann auf Seiten des Arztes, des Pflegers oder Therapeuten zu Missverständnissen und Fehlinterpretationen führen.

---

30 Claußen, Hartwig W. 1974, S. 154ff. Der Begriff „Putzsprechen“ wurde in diesem Kontext von Hartwig Claußen geprägt. Er bezeichnet den sprachlichen Austausch von Höflichkeitsfloskeln, eine Interessenbekundung, eine nicht explizit zielgerichtete Kommunikation.

Insbesondere Menschen, die im Laufe des Lebens eine Hörschädigung erworben haben, sind über kommunikationsverbessernde Strategien nicht immer ausreichend informiert und folglich nicht in der Lage, entsprechende Bedürfnisse zu artikulieren. Es ist daher unerlässlich, zu Beginn eines Gespräches eine eventuell vorliegende Hörminderung abzuklären.

6.1 Stress und Hörstress

Arztbesuche und Klinikaufenthalte sind für die meisten Menschen mit Stress verbunden, da sie sich außerhalb ihres gewohnten Alltags befinden, unter Beschwerden oder gar Schmerzen leiden, unter Umständen belastende Behandlungen über sich ergehen lassen und sich auf ein ungewohntes bzw. unbekanntes System einlassen müssen.

Bei Hörgeschädigten kommt Hörstress hinzu. Sie müssen die akustischen Defizite durch visuelle Aufmerksamkeit teilweise kompensieren; dabei versuchen sie, möglichst viele Informationen durch körperliche Nähe zum Sprecher aufzunehmen, was zur Anspannung des gesamten Körpers führt. Infolge länger andauernder Anspannung kommt es zum Abbau der Konzentrationsfähigkeit und zu körperlichen und psychischen Befindlichkeitsstörungen wie Nacken- und Kopfschmerzen, Erschöpfung und Unzulänglichkeitsgefühlen. Unter Stress verschlechtert sich sowohl die akustische Aufnahmefähigkeit als auch die Verarbeitung des Gehörten im Gehirn. Der Patient fühlt sich unwohl und überfordert. Da dieser Prozess in der Regel nicht bewusst abläuft, stellen sich mehr oder weniger subtile Gefühle des nicht verstanden oder nicht ernst genommen Werdens beim Patienten ein. Er kann kein Vertrauen entwickeln, reagiert möglicherweise gereizt bis aggressiv oder traurig und regressiv. Damit ist einer effizienten Kommunikation die Grundlage entzogen.

Für Vollsinnige ist das Hören ein immanenter Vorgang, dem im Alltag keinerlei Besonderheit beigemessen wird. Für Hörbehinderte ist es oft Schwerstarbeit, die innerhalb kurzer Zeit zur Erschöpfung führen kann, insbesondere dann, wenn der Betroffene krank ist, unter Schmerzen und Ängsten leidet und sich in einer Abhängigkeitssituation befindet. Dann ist es dem Betroffenen kaum möglich, steuernd auf den Kommunikationsvorgang einzuwirken und seine Bedürfnisse zu artikulieren. Um Fehlinterpretationen zu verhindern und die Kommunikation sachgerecht führen zu können, muss der Professionelle das Verhalten des Patienten richtig einordnen und mit Empathie den Weg zu einer vertrauensvollen Zusammenarbeit ebnen.

Hörgeschädigten Patienten *muss* die Nutzung ihrer Hilfsmittel – d.h. der Hörgeräte/Hörsysteme, der Brille und ggf. anderer Geräte – während der Diagnose und Behandlung ermöglicht werden, soweit dies realisierbar ist (siehe Kapitel 8.3). Ein rein prophylaktisches Ablegen der Hilfsmittel erschwert nicht nur die Kommunikation, sondern kann Missverständnisse und gar Fehlbehandlungen zur Folge haben.

In der Kommunikation allein auf technische Hilfsmittel zu setzen, reicht aber nicht aus. Hörsysteme (siehe Kapitel 4) können die Schwerhörigkeit nur in sehr seltenen Fällen wirklich vollständig kompensieren. Hörgeräteträger hören anders und nicht so gut wie Hörende: Sprache und Töne klingen mit Hörgeräten unterschiedlich, und nicht alle Frequenzen können von der Hörhilfe verstärkt bzw. übermittelt werden.

6.2 Psychosoziale Belastungen für Hörgeschädigte im Alltag

Für gut Hörende ist Schwerhörigkeit nicht vorstellbar. Das „Audiogramm“ von Alltagsgeräuschen veranschaulicht, welche Geräusche von Schwerhörigen nicht mehr gehört werden. So werden z.B. Blätterrauschen, das Ticken der Armbanduhr, Flüstern und z.T. auch Vogelgesang bereits von leichtgradig Schwerhörigen nicht mehr (ausreichend) gehört.

Hörgeschädigte Menschen erleben nahezu ständig Hörstress. Der Alltag birgt einen unerschöpflichen Vorrat an Herausforderungen: Das Gespräch am Familientisch, ein freundliches Plaudern mit Nachbarn auf der Straße, der Einkauf, die Nutzung öffentlicher Verkehrsmittel, Behördengänge und vor allem der Arbeitsplatz konfrontieren sie immer wieder mit zu bewältigender Hör-Arbeit.

Zur Orientierung in der Welt sind Kommunikation und Verstehen unerlässlich. Wenn dies ständig mit großer Anstrengung und Unsicherheit

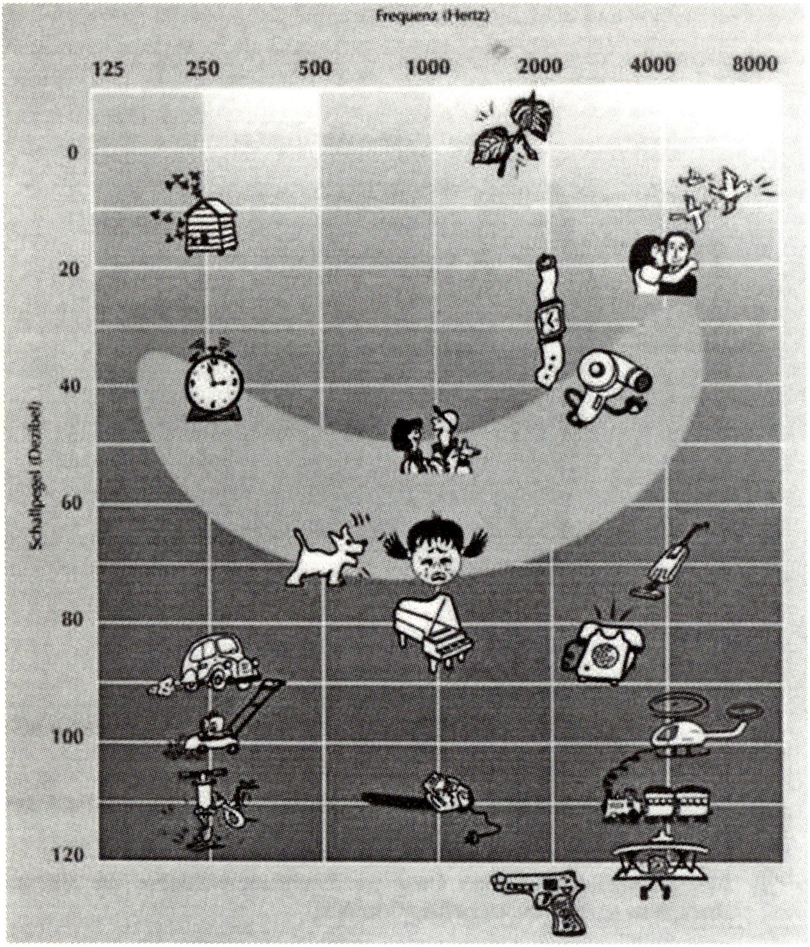

Abb. 24: Audiogramm von Alltagsgeräuschen (Quelle: MED-EL)

verbunden ist, wird die Lebensqualität eingeschränkt, und die psychische Befindlichkeit der Betroffenen kann sich verschlechtern.

Die psychosozialen Auswirkungen der Hörschädigung stehen im Zusammenhang mit der Art und Ausprägung der Hörschädigung sowie mit dem Zeitpunkt ihres Eintretens (siehe Kapitel 3). Die Auswirkungen sind in der Folge nicht einfach leichter oder schlimmer, sondern verschieden. Von nicht zu vernachlässigender Bedeutung sind auch die persönlichen Ressourcen des Betroffenen bzw. ihre Fähigkeit, diese zu nutzen, sowie das familiäre Umfeld.[31]

Je nach Ausprägung der Hörschädigung sind die Betroffenen in zahlreichen Bereichen des Lebens von der Teilhabe ausgeschlossen bzw. marginalisiert:

- Die Alarmierungsfunktion des Gehörs ist herabgesetzt: Akustische Signale wie die Türklingel, das Telefonklingeln und der Wecker werden nicht mehr oder nur eingeschränkt wahrgenommen. Im Straßenverkehr ist die Lokalisierung herannahender Fahrzeuge schwierig bis unmöglich; die Sirenen von Polizei-, Rettungs- und Feuerwehrfahrzeugen und auch Fahrradklingeln werden nicht (rechtzeitig) gehört. Zurufe von hinten oder aus größerer Entfernung werden nicht wahrgenommen.
- Die akustische Informationsaufnahme ist erschwert, sowohl hinsichtlich alltäglicher Konversation (z.B. beim Einkauf, bei Behörden, an Schaltern) als auch im Hinblick auf Radio- und Fernsehsendungen. Lautsprecherdurchsagen werden nicht, nur teilweise oder falsch verstanden; dies bezieht sich sowohl auf Durchsagen an Bahnhöfen, in Bussen und Bahnen, in Kaufhäusern, in Praxen und Kliniken als auch auf jene der Feuerwehr, z.B. bei Notfalleinsätzen.
- Die Teilnahme an kulturellen Veranstaltungen wie z.B. Kino, Konzerten, Theater, Lesungen u.ä. ist wenig genussvoll, denn die Sprache wird nicht oder nicht ausreichend verstanden.
- Schule, Studium und berufliche Fortbildungen sind nur unter erschwerten Bedingungen und mit zusätzlicher (kostspieliger) Technik möglich.

Ertaubung kann plötzlich oder als Folge einer fortschreitenden Schwerhörigkeit eintreten. Während Ertaubte nach vorangegangener Schwerhörig-

31 Richtberg, Werner 2004, S. 8-17: Die Bedeutung der inneren Haltung als kompensatorische Kraft, gezeigt am Beispiel der Hörbehinderung.

keit zumindest über einige Erfahrungen in der behinderten Kommunikation und damit über Fähigkeiten im Mundabsehen verfügen, fallen plötzlich Ertaubte vollständig aus ihrem bisherigen Leben heraus und müssen erst mühsam lernen, mit dieser Behinderung zurechtzukommen und sich neue Kommunikationswege zu erschließen. Der vollständige Verlust des Gehörs ist psychisch sehr schwer zu verkraften und führt vor allem am Anfang zu größten Schwierigkeiten bei der Alltagsbewältigung.

Der Eintrittszeitpunkt der Hörschädigung, bezogen auf den Lebensabschnitt, beeinflusst die psychische Befindlichkeit, die kompensatorischen Fähigkeiten und schließlich den Spracherwerb sowie den Spracherhalt der Betroffenen. Es wäre ein Fehlschluss anzunehmen, dass diejenigen, die als Frühschwerhörige mit der Behinderung aufwachsen, es leichter hätten als diejenigen, die erst im späteren Leben schwerhörig werden. Menschen trauern nicht nur über Verlorenes, sondern auch über das, was sie – im Gegensatz zu den meisten anderen – nie besessen haben.

Frühschwerhörige Erwachsene haben besonders genussvolle Hörerlebnisse wie z.B. Musik nie erfahren und viele mit dem guten Hören verbundene Annehmlichkeiten – seien es lockere Gespräche in größeren Runden, Theaterbesuche oder Radiohören – niemals kennen gelernt.

Erwachsene frühschwerhörige Patienten, die in ihrer Kindheit unzureichend gefördert wurden, zeigen mitunter Defizite in der gesprochenen Sprache sowie im aktiven und passiven Wortschatz, vor allem dann, wenn die Hörschädigung sehr stark ist.

Spätschwerhörige müssen sich Hörtaktik und kompensatorische Verhaltensweisen, z.B. das Absehen vom Mund, erst aneignen. Sie müssen lernen, ihre Behinderung als solche zu akzeptieren und offensiv damit umzugehen. Dies gelingt nicht immer, weil diesen Betroffenen sowohl die Schwerhörigkeit selbst als auch die Notwendigkeit, ständig darauf hinzuweisen, peinlich oder zumindest unangenehm sind.

Altersschwerhörigkeit wird in der Gesellschaft besser akzeptiert, und die Betroffenen erfahren mehr Verständnis als jüngere Hörgeschädigte. Allerdings sind die psychosozialen und gesundheitlichen Folge- und Begleiterscheinungen wegen der meist höheren Morbidität dieser Bevölkerungsgruppe nicht zu unterschätzen. Begrenzte Kompensationsmöglichkeiten – nachlassendes Sehvermögen und langsamere Wahrnehmungsverarbeitung – schränken den Erwerb der Fähigkeiten ein, vom Mund abzusehen und Inhalte durch Kombinieren zu erschließen. Abnehmende körperliche Fitness erhöht das Risiko gesundheitlicher Gefährdung und manifester psychischer Störungen, z.B. durch Selbstisolation und Vereinsamung.

Kinder und Jugendliche müssen nach einem Hörverlust unter Umständen die Regelschule verlassen oder zusätzliche Hilfen (z.B. Förderlehrer) in Anspruch nehmen, womit ihre Stellung im Klassenverband eine – meist negative – Veränderung erfährt.

Als Schüler an Regelschulen werden viele von ihnen aufgrund der Hörschädigung marginalisiert bzw. isolieren sich selbst. Werden dem Regelschüler Nachteilsausgleiche[32] bewilligt, z.B. die Befreiung von mündlichen Prüfungen, kommt es nicht selten zu Mobbing seitens der Mitschüler, die eine Bevorzugung des hörbehinderten Schülers vermuten.

Denjenigen, die eine Schwerhörigenschule besucht haben, fehlt oft die Erfahrung des alltäglichen Umgangs in der hörenden Welt.

Tritt der Hörverlust während der Ausbildung oder des Studiums auf, muss unter Umständen ein anderer Berufsweg eingeschlagen werden, wobei die Hörschädigung sich bei der Suche nach einem Ausbildungsplatz erschwerend auswirkt.

Erwerbstätige können je nach Tätigkeit ihren Beruf nicht weiter ausüben, müssen sich neu orientieren und ggf. einen anderen Arbeitsplatz suchen und finden.

Auch die soziale Rolle innerhalb der Familie gerät ins Wanken, z.B. wenn die Hörschädigung eines Elternteils so gravierend ist, dass Gespräche mit den Kindern, die Hausaufgabenkontrolle und Außenkontakte usw. kaum noch akustisch zu bewältigen sind. Seitens der Kinder wird nicht selten die elterliche Kompetenz in Frage gestellt, wenn bei der Mutter oder dem Vater eine schwere Hörschädigung eintritt.

Wer z.B. als Schwerhöriger mit einem gleich behinderten Partner zusammenlebt und/oder schwerhörige Kinder hat, wird im zu Hause weniger Kommunikationsprobleme haben als ein Spätschwerhöriger mit gut

32 Fälschlicherweise wird oft von „Vergünstigungen" gesprochen, wenn es um behinderungsbedingte Nachteilsausgleiche wie z.B. die Befreiung hörbehinderter Schüler von Diktaten geht. Ausführliche Informationen siehe BAG Selbsthilfe: Die Rechte behinderter Menschen und ihrer Angehörigen, Düsseldorf 2007.

hörenden Familienmitgliedern. Nicht selten kommt es sogar zum Bruch von Paarbeziehungen, wenn einer der Partner plötzlich einen Hörverlust erleidet. Der Freundes- und Bekanntenkreis wird mit einer Veränderung konfrontiert und weiß oftmals nicht in geeigneter Weise mit dem Schwerhörigen zu kommunizieren. Selbst dann, wenn der Hörgeschädigte um langsamere und deutlichere Sprache, um einen ruhigen Hintergrund und um Gesprächsdisziplin bittet, geraten diese Bedürfnisse im sozialen Umfeld immer wieder in Vergessenheit. Dies ist für den Hörgeschädigten außerordentlich frustrierend, und er sieht sich nicht selten dem Unverständnis seiner Mitmenschen gegenüber.

Wegen der zeitintensiven Förderung haben schwerhörige Kinder einen anstrengenden und arbeitsreichen Alltag zu meistern. Sind alle anderen Familienmitglieder gut hörend, muss sich das schwerhörige Kind entsprechend anpassen, da die Umgebung nur bedingt barrierefrei für sie ist. Allerdings kann das Aufwachsen in einer gut hörenden Familie auch als Chance zum besseren Zurechtkommen in der hörenden Welt betrachtet werden.

In Anbetracht dieser alltäglichen Belastungen darf es nicht verwundern, dass Hörgeschädigte oft dort an ihre Grenzen stoßen, wo für Hörende keine Schwierigkeiten vorstellbar sind. Die Summe negativer Erfahrungen und der Versuch, in der hörenden Welt zu bestehen, führen zu spezifischen, aber unterschiedlich ausgeprägten behinderungsbedingten Verhaltensweisen.

6.3 Behinderungsbedingte Verhaltensweisen Hörgeschädigter

Wer noch nie im Leben richtig gehört hat, kennt die Bandbreite akustischer Informationsmöglichkeiten nicht. Ebenso wie es für gut Hörende selbstverständlich ist, dass jemand auf Ansprache reagiert, gehen hochgradig Hörbehinderte davon aus, dass sie den Gesprächspartner visuell oder taktil aufmerksam machen müssen – sie können sich nicht vorstellen, dass Ansprache einfach gehört wird. Da sie selbst Blickkontakt zum Verstehen benötigen, fordern sie diesen vom Gesprächspartner auch dann ein, wenn sie selbst sprechen. Sie haben die Zusammengehörigkeit von Sprechen, Anschauen und Verstehen verinnerlicht und denken nicht daran, dass sich gut Hörende sehr wohl ohne Blickkontakt verständigen können.

Häufig anzutreffende behinderungsbedingte Verhaltensweisen Hörgeschädigter sind:

- Den Gesprächspartner am Arm berühren, um dessen Aufmerksamkeit zu erreichen: „Schau mich an, hör mir zu."
- Auf den Tisch klopfen oder auf den Boden stampfen, um mittels Vibration die Aufmerksamkeit des Gesprächspartners zu erreichen.
- Den Gesprächspartner anfassen und ihn an einen anderen (ruhigen, hellen) Ort führen, um das Gespräch zu beginnen oder fortzusetzen.
- Unterwegs – z.B. auf Spaziergängen – stehen bleiben, wenn sie miteinander bzw. mit Hörenden sprechen möchten, denn die Kommunikation im Gehen – vor allem, wenn mehr als zwei Personen beteiligt sind und/oder der Blickkontakt eingeschränkt ist – gestaltet sich sehr schwierig.

Das Hören durch verschlossene Türen ist unmöglich, daher hören Schwerhörige nach dem Anklopfen nicht, ob die im Raum befindliche Person antwortet. Folglich treten sie entweder ein, ohne die Antwort abzuwarten, oder sie warten draußen, bis jemand die Tür öffnet.

Ungewohnte, zu große körperliche Nähe wird von den meisten Menschen in unserem Kulturkreis als unangenehm empfunden. Dadurch kann sich ein mehr oder weniger deutliches Unbehagen gegenüber dem hörgeschädigten Gesprächspartner einstellen.

Unter Umständen verstehen Hörbehinderte nicht alles (richtig) und trauen sich nicht, nachzufragen. Um besser zu hören, rücken sie zur Stuhlkante vor, versuchen einen Blick auf eine Notiz auf dem Schreibtisch oder am Bildschirm zu erhaschen.

Körperkontakt zwischen Fremden. ist ebenso befremdlich wie das Klopfen auf den Tisch und das Stampfen auf den Fußboden. Bei Schwerhörigen zeugt dies jedoch nicht von schlechten Manieren, sondern es sind für sie übliche und mitunter notwendige Verhaltensweisen. Wer das weiß und entsprechend einordnen kann, dem wird der Umgang mit Hörgeschädigten weniger Schwierigkeiten bereiten.

6.4 Weiterführende Literatur

Becker: Hörverlust und Identitätskrise, Dortmund 2003.
Fink: Schwerhörigkeit und Spätertaubung, Hamburg 1994.
Krug: Charakter und Schwerhörigkeit, Heidelberg 1993.
Richtberg: Die Bedeutung der inneren Haltung als kompensatorische Kraft, gezeigt am Beispiel der Hörbehinderung, Hörakustik 1/2004, S. 8-17.
Schulz von Thun: Miteinander Reden, Bd. 1 und 2, Reinbek 1999.

7 Voraussetzungen für eine gelingende Kommunikation mit Hörgeschädigten

Schwerhörige Menschen – vor allem diejenigen, die von einer hochgradigen Hörstörung betroffen sind – nutzen das Zwei-Sinne-Prinzip: Zusätzlich zur akustischen Aufnahme sind sie auf Blickkontakt angewiesen, um einerseits vom Mund abzusehen und andererseits aus Mimik und Gestik des Gesprächspartners zusätzliche Informationen zu beziehen.

Als gut hörender Gesprächspartner unterstützen Sie die Kommunikation, indem Sie dem Hörgeschädigten Ihr Gesicht zuwenden und sich um ein deutliches Mundbild bemühen, das Sie durch eine sorgfältige Artikulation erreichen. Die Umgebung des Mundes sollte möglichst frei sein, d.h. sowohl Bärte als auch Piercings im Lippen- und Zungenbereich verschlechtern das Absehen.

Blickkontakt ist nur dann hilfreich, wenn der Raum ausreichend hell ist. Einfallende Blendung, z.B. durch die Sonne, verhindert wirkungsvollen Blickkontakt. Achten Sie darauf, dass der hörbehinderte Patient Ihnen gegenüber mit dem Rücken zum Fenster sitzt. Karg möblierte, große und hohe Räume mit breiter Fensterfront wirken sich negativ auf die Akustik aus und verhindern ein gutes Verstehen. Wählen Sie möglichst einen kleineren, ruhigen Raum für Ihr Gespräch mit diesen Patienten.

Hörbehinderte sind auf eine klare, eindeutige und konkrete Sprache angewiesen. Sprechen Sie etwas langsamer und ggf. etwas lauter als üblich, vor allem aber deutlich. Schreien Sie den Hörgeschädigten auch nicht an, denn dies führt zu einem noch schlechteren Verstehen. Bei Innenohrschwerhörigen z.B. sind auch die äußeren Haarzellen der Schnecke geschädigt. Das bedeutet, dass Leises nicht mehr gehört und Lautes stark verzerrt empfunden wird.[33] Daher ist sehr lautes Sprechen kontraproduktiv.

Störgeräusche wirken sich auf Hörgeschädigte wesentlich unangenehmer aus als auf gut Hörende, da sie die Fähigkeit zur Differenzierung

33 Boenninghaus/Lenarz 2001, S. 56f.

zwischen Nutzschall und Störschall eingebüßt haben. Um Störgeräusche zu vermeiden, sollten Fenster und Türen geschlossen, andere Lärmquellen (z.B. technische Geräte) möglichst abgestellt und andere Sprecher im Raum um Ruhe gebeten werden.

An Taubheit grenzend Schwerhörige, Ertaubte und Gehörlose beziehen kaum oder keine akustisch verwertbaren sprachlichen Informationen. In komplizierten Gesprächen sind sie auf schriftliche Kommunikation oder Gebärdensprache angewiesen. Denn der sich allein aus dem Absehen vom Mund ergebende Informationsgehalt wird vielfach überschätzt. Maximal 30 Prozent des Gesagten können von geübten Hörgeschädigten allein durch Absehen verstanden werden. Anweisungen und Fragen sollten daher schriftlich übermittelt werden.

Manche Betroffenen suchen den Arzt oder das Krankenhaus in Begleitung eines Angehörigen oder Gebärden- bzw. Schreibdolmetschers auf. Der Gesprächspartner des Arztes, des Therapeuten und des Pflegers ist aber auch in diesem Fall immer der Patient. Schauen Sie ihn an, sprechen Sie mit ihm, und geben Sie der Begleitperson die erforderliche Zeit zum Dolmetschen. Der Gebärdensprachdolmetscher sitzt dem Patienten gegenüber, da der Hörgeschädigte während des Gesprächs sowohl den Gesprächspartner als auch den Dolmetscher anschauen muss.

Der Schreibdolmetscher schreibt die gesprochene Sprache des Arztes, Therapeuten usw. simultan auf einem tragbaren Computer (Notebook) mit, sodass der schwerhörige Patient lesen kann, was ihm gesagt wird. Daher muss der Schreibdolmetscher mit seinem Notebook neben dem Patienten sitzen.

Taubblinde Menschen, also diejenigen mit hochgradiger Seh- und Hörstörung, sind nicht in der Lage, vom Mund abzusehen. Klären Sie mit diesen Patienten bzw. deren Begleitpersonen ihre kommunikativen Bedürfnisse zu Beginn des Gesprächs. Wenn beide Sinne sehr stark eingeschränkt sind, muss ein Lorm-Dolmetscher[34] oder eine vom Patienten zu benennende technische Hilfe eingesetzt werden.

---

34 Das Lorm-Alphabet wurde von Hieronymus Lorm 1881 entwickelt. Beim Lormen tastet der Sprechende auf der Handinnenfläche des „Lesenden“; dabei sind einzelnen Fingern und Handpartien bestimmte Buchstaben (siehe auch http://de.wikipedia.org/wiki/Lormen) zugeordnet.

Aufklärung, z.B. vor operativen Eingriffen, muss Hörgeschädigten grundsätzlich schriftlich - mit genügend Zeit für Nachfragen und ggf. für Ihre schriftlichen Antworten – unterbreitet werden. Das Bundesverfassungsgericht hat entschieden, dass schwerhörige Patienten von ihrem Arzt verlangen können, ihre Diagnose schriftlich zu erhalten.[35] Dieses Recht bezieht sich auch auf hörgeschädigte Eltern hinsichtlich der Diagnose für ihre minderjährigen Kinder. Daraus ist ein Anspruch auf die Schriftform bei Erläuterungen von Therapien, Medikation und Eingriffen abzuleiten.

Hörgeschädigte Patienten kosten Zeit. Wenn Sie von vornherein den Bedürfnissen dieser Klientel Rechnung tragen, verhindern Sie Zeitverlust durch Missverständnisse, Fehlverhalten des Patienten und umständliche Nachfragen der Angehörigen. Dieses Vorgehen dient nicht nur dem Wohl des Patienten, sondern auch und insbesondere der Qualitätssicherung in Klinik und Praxis.

7.1 Weiterführende Literatur

Hintermair: Ethik und Hörschädigung, Heidelberg 2006.

Lindner: Absehen – der andere Weg zum Verstehen. Eine Anleitung zum Gespräch für schwerhörig gewordene Menschen, Neuwied/Berlin 1999.

35 Schwerhörige Menschen haben Anspruch auf einen schriftlichen Befund; siehe Zeitschrift Selbsthilfe (BAG) 1/2006. Der Beschluss des Bundesverfassungsgerichts vom 18.11.2004 trägt das Aktenzeichen 1 BvB 2315/04.

8 Praktische Tipps für Ihre Kommunikation mit schwerhörigen und ertaubten Patienten

Im Folgenden werden die unterschiedlichen „Etappen“ der Beziehung zwischen hörgeschädigten Menschen und Professionellen im Gesundheitswesen im Hinblick auf Barrieren und Bedürfnisse dieser Klientel ausführlich behandelt. Es werden Lösungen strategischer, kommunikationsbezogener und technischer Art aufgezeigt, die Ihre Arbeit erleichtern und den hörgeschädigten Patienten zu einer angemessenen Kommunikation verhelfen.

Dieses Kapitel ermöglicht Ihnen auch den Zugriff auf relevante Informationen für Ihren speziellen Tätigkeitsbereich. Der Übersichtlichkeit wegen wurden Hinweise, die für bestimmte Berufsgruppen und Arbeitsbereiche von Bedeutung sind, in die im Folgenden dargestellten „Etappen“ eingearbeitet.

8.1 Terminvereinbarung und Rückfragen

Die erste Hürde für hochgradig Hörgeschädigte stellt die Terminvereinbarung dar. Ertaubte und Gehörlose können gar nicht telefonieren, andere Schwerhörige haben diesbezüglich möglicherweise Hemmungen, weil sie nicht immer alles richtig verstehen. In der Tat kommt es nicht selten zu Missverständnissen, weil Rückfragen, Datum und Uhrzeit ungenau verstanden wurden. Wer nicht telefonieren kann, muss andere um ein Telefonat bitten oder den persönlichen Kontakt suchen, um sich einen Termin geben zu lassen. Nicht selten werden diese Menschen ausgegrenzt und in unnötige Abhängigkeitssituationen gebracht.

Heutzutage gehört ein Internetanschluss zur Grundausstattung jedes Unternehmens. Verschiedene Kliniken und andere Einrichtungen der Gesundheitsversorgung bieten ihren Patienten bereits die Kommunikation per E-Mail an und berichten über positive Erfahrungen, nicht zuletzt hinsichtlich des Organisationsablaufs. Es ist äußerst hilfreich, wenn

Arzt- oder Zahnarztpraxen, therapeutische Einrichtungen oder Kliniken Hörgeschädigten die Möglichkeit zur Terminvereinbarung per E-Mail und/oder Telefax einräumt. Selbstverständlich müssen derartige Anfragen sehr zeitnah beantwortet werden.

Grundsätzlich sollten Sie davon absehen, hörgeschädigte Patienten zur telefonischen Kontaktaufnahme oder Rücksprache aufzufordern, wie es beispielsweise nach Früherkennungsuntersuchungen oder Blutabnahmen üblich ist. Diesen Patienten sollten die Untersuchungsergebnisse per Fax, E-Mail oder Post an eine privat genutzte Adresse zugesandt werden – schließlich betreffen sie die Privatsphäre.

In manchen Kliniken müssen Patienten kurzfristig anfragen, ob der vereinbarte Termin für eine stationäre Aufnahme aufrechterhalten bleibt (d.h. ob „ein Bett frei ist"). Dies ist für einen stark hörgeschädigten Patienten unmöglich! Wichtige und ggf. kurzfristig notwendige Informationen sollten den Patienten unbedingt entweder mit konventioneller Briefpost, per Fax oder E-Mail, ggf. per SMS auf dem Mobiltelefon übermittelt werden.

Bei geschickter Umsetzung dieses Verfahrens stellen Sie vielleicht fest, dass durch die Verringerung der telefonischen Kommunikation der Arbeitsablauf in Ihrer Einrichtung rationeller und stressfreier gestaltet wird: Es kommt zu weniger Störungen, und die notwendige Telekommunikation mit Patienten (Terminvergabe, Diagnosen usw.) kann schriftlich zu einer Zeit erfolgen, zu der keine Patienten zu versorgen sind. Mit diesem Verfahren können Sie einen wesentlichen Beitrag zum barrierefreien Zugang Hörbehinderter leisten, der sich ganz allgemein positiv auf Ihre Einrichtung auswirkt.

Wenn Sie von Hörgeschädigten angerufen werden, ist zu berücksichtigen, dass der im Empfangsbereich übliche Störschall (Hintergrundgespräche, Computergeräusche) das Verstehen zusätzlich erschwert. Bei telefonischer Terminvergabe sprechen Sie bitte langsam und deutlich, präzisieren Sie Ihre Angaben, indem Sie Wochentag, genaues Datum und Uhrzeit angeben, z.B. „Mittwoch, 8. Februar um 10 Uhr 45" (nicht: „Mittwoch dreiviertel elf" oder „viertel vor elf"). Bitten Sie Ihren Gesprächspartner, den Termin zu wiederholen, um abzusichern, dass Sie richtig verstanden wurden: „Würden Sie den Tag und die Uhrzeit bitte wiederholen?" Ggf. bitten Sie um Fax-Nummer oder E-Mail-Adresse Ihres Gesprächspartners, damit Sie den Termin schriftlich bestätigen können.

8.2 Anmeldung und Aufrufen der Patienten

Die Situation am Empfang in Arztpraxis und Klinik wird von vielen Schwerhörigen vor allem dann als äußerst belastend erlebt, wenn andere Patienten in der Nähe sind, z.B. in einer Warteschlange stehen. Üblicherweise befinden sich mehrere Praxis-Mitarbeiter im Empfangsbereich, die ihrerseits mit anderen (Patienten, Kollegen, dem Arzt) sprechen oder telefonieren. Wenn der Empfangsbereich mit einer ca. 130 Zentimeter hohen Theke ausgestattet und die Arzthelferin dahinter an einem Schreibtisch von 70 Zentimetern Höhe sitzt, ist kein Blickkontakt in Augenhöhe möglich. Gestalten Sie diese Situation für den hörgeschädigten Patienten barrierefrei, indem Sie sich vollständig auf den Patienten konzentrieren und Blickkontakt mit ihm halten. Verzichten Sie während des Gesprächs mit dem Patienten darauf, den Kopf zu senken, um Akten zu suchen, Notizen zu machen oder die Tastatur des PCs zu benutzen. Bemühen Sie sich, Störlärm zu vermeiden bzw. zu reduzieren. Blendung durch Lampen oder Sonneneinstrahlung behindert das Absehen vom Mund. Halten Sie Ihr Gesicht frei und stützen Sie es nicht auf Ihre Hand auf, um eine Verzerrung des Mundbildes zu vermeiden. Gehen Sie sparsam mit Gesten um, denn Hörgeschädigte mit Gebärdensprachkenntnissen könnten Ihre Gesten als Gebärdensprache interpretieren und sie ggf. missverstehen. Überflüssiges Gestikulieren beeinträchtigt die Konzentration des Patienten auf die akustische Sprachaufnahme und auf das Absehen vom Mund. Sprechen Sie in moderater Lautstärke, langsam und deutlich, stellen Sie erforderliche Fragen in offener Form und in kurzen vollständigen Sätzen, z.B. „Sagen Sie mir bitte Ihr Geburtsdatum" (nicht: „Ihr Geburtsdatum?"). Fragen, die mit „ja" oder „nein" beantwortet werden können, bergen eine erhöhte Gefahr von Fehlinformationen, denn anhand dieser Antworten können Sie nicht zusätzlich sicherstellen, dass Sie richtig verstanden wurden. Schwerhörige sind auch fehlhörig, das bedeutet, dass sie selbst nicht immer bemerken, dass sie falsch verstanden haben. Sie sind vielfach nicht in der Lage, ihre eigene Lautstärke richtig einzuschätzen – manche sprechen zu laut, andere zu leise. Berücksichtigen Sie dies bei Ihren Fragen und Aussagen, wenn sich andere Patienten in der Nähe befinden. Vermerken Sie deutlich sichtbar (z.B. mit roter Schrift oder mit farbigen Textmarker unterlegt) auf der Patientenkarteikarte und/oder in der Datei, dass der Patient schwerhörig bzw. ertaubt bzw. gehörlos ist, damit das gesamte Team sich darauf einstellen kann.

Für den Empfangsbereich empfiehlt sich der Einsatz eines mobilen Ringschleifensystems, das die Sprache induktiv an das Hörsystem des schwerhörigen Patienten sendet (siehe Soundshuttle, Kapitel 4.5.3). Damit versteht der Hörgeschädigte – auch im Störgeräusch – besser. Das Gerät muss deutlich sichtbar platziert werden, damit der schwerhörige Patient ggf. sein Hörgerät auf „T“ stellen kann, um die Telefonspule in seinem Hörgerät zu aktivieren. Allerdings verfügen nicht alle Hörgeräte über diese Zusatztechnik.

Hörgeschädigte müssen, wenn sie an der Reihe sind, persönlich abgeholt und direkt von vorn angesprochen (sowie bei fehlender Reaktion ggf. an der Schulter leicht angetippt) werden, wenn sie aus dem Wartebereich ins Arztzimmer bzw. in den Behandlungs- oder Diagnoseraum (z.B. das Röntgenzimmer) gerufen werden, da sie Aufrufe aus größerer Entfernung nicht hören bzw. nicht verstehen.

Nähern Sie sich dem Patienten bitte immer von vorne, nehmen Sie Blickkontakt mit ihm auf, bevor Sie ihn ansprechen oder berühren. Sie verhelfen dem Patienten zu einem entspannteren Aufenthalt im Wartebereich, indem Sie ihm bei der Anmeldung die voraussichtliche Wartezeit mitteilen.

Gut hörende Patienten vertreiben sich die Zeit mit Lesen oder unterhalten sich miteinander. Schwerhörige müssen die ganze Zeit über aufpassen, ob ihr Name fällt und sitzen so in angespannter Langeweile im Wartezimmer. Nicht selten kommt es vor, dass hörgeschädigte Patienten befürchten, entweder vergessen worden zu sein oder den Aufruf nicht gehört zu haben. Und in der Tat passiert es immer wieder, dass diese Patienten am Ende der Sprechzeit immer noch warten, weil sie ihren Aufruf verpasst haben.

Sind mehrere Untersuchungskabinen – wie z.B. in Polikliniken – vorhanden, führen Sie den Patienten bitte zu dem für ihn vorgesehenen Raum. Aufrufe über Lautsprecher sind für Hörgeschädigte schwer bzw. nicht zu verstehen. Für Raumnummern (sofern sie nicht visuell angezeigt werden) gilt das ganz besonders, denn es handelt sich dabei häufig um ähnlich klingende einsilbige Zahlen („eins“, „zwei“, „drei“).

Sehr ungünstig sind teiloffene Untersuchungskabinen, da hier die nötige Vertraulichkeit des Arzt-Patienten-Gesprächs nicht gewährleistet ist. Einerseits fürchten hörgeschädigte Patienten, dass das Gespräch von der Nachbarkabine aus belauscht werden könnte, andererseits beeinträchtigen die Geräusche von außerhalb das Verstehen. Soweit möglich, sollten schwerhörige Patienten im Arztzimmer und nicht in einer Kabine untersucht bzw. behandelt werden.

8.3 Arztgespräch, Diagnostik, Therapien

8.3.1 Im Sprechzimmer und Untersuchungsraum

Als Arzt erleichtern Sie dem schwerhörigen Patienten die Kommunikation, indem Sie sich ihm während des Gesprächs vollständig zuwenden und auf Verrichtungen am Schreibtisch oder PC sowie auf Seitengespräche, z.B. Anweisungen an Ihre Assistentin, verzichten bzw. diese erst aufnehmen, nachdem Sie den Patienten darüber informiert haben. Verzichten Sie möglichst auf das Tragen eines Mundschutzes, da Schwerhörige dann nicht mehr vom Mund absehen können. Achten Sie auf eine möglichst störlärm- und blendfreie Umgebung. Bedenken Sie, dass hörgeschädigte Patienten Ihre Fragen möglicherweise nicht richtig verstehen, ohne dies zu bemerken. Daher empfiehlt es sich, offene Fragen und ggf. Kontrollfragen zu stellen. Geschlossene Fragen, d.h. Fragen, die mit „ja“ oder „nein“ beantwortet werden können, ziehen auch deshalb oft Missverständnisse nach sich, da Schwerhörige nicht immer in der Lage sind, anhand der Satzmelodie zu erkennen, ob sie mit einer Frage oder einer Aussage konfrontiert sind. Außerdem neigen Schwerhörige dazu, bei Unsicherheit oder mehrfachem Nichtverstehen einfach „ja“ zu sagen. Fragen wie „Haben Sie verstanden?" oder „Was habe ich gesagt?", werden von Schwerhörigen als inquisitorisch oder herabsetzend und damit als diskriminierend empfunden. Ermutigen Sie den Patienten stattdessen zum – ggf. mehrfachen – Nachfragen und wenden Sie das aktive Zuhören an (siehe Beispiel in diesem Kapitel).

Kürzere Sätze erleichtern das Verstehen. Wenn Sie innerhalb des Gesprächs das Thema wechseln – z.B. indem Sie nach der Diagnose auf die Medikation zu sprechen kommen –, kündigen Sie dies bitte an. Sprechen Sie mit dem Patienten, bevor Sie Handlungen an ihm vornehmen, und unterbrechen Sie die Handlung, wenn Sie zwischendurch mit dem Patienten reden möchten. Denn die Gleichzeitigkeit von Maßnahmen am Patienten und dem Gespräch behindert in der Regel wegen des fehlenden Blickkontakts die Kommunikation.

Ein positives Beispiel:

Arzt: „Ich werde jetzt eine Knochenmarkbiopsie vornehmen. Das ist erforderlich, um festzustellen, ob (...). Sie müssen dabei auf dem Bauch liegen. Das dauert ungefähr fünf Minuten. Es kann sein, dass es für Sie schmerzhaft ist. Sagen Sie mir bitte Bescheid, wenn es weh tut. Wenn ich Ihnen etwas sagen möchte, komme ich ans Kopfende, damit Sie mich verstehen."

Patient: „Ich muss mich auf den Bauch legen, damit Sie Knochenmark entfernen können, und wenn es weh tut, sage ich Bescheid."

Während der Entnahme stellt der Arzt fest, dass die Prozedur mehr Zeit in Anspruch nimmt als geplant, unterbricht kurz die Prozedur, stellt sich ans Kopfende der Liege und nimmt Blickkontakt mit dem Patienten auf: „Es dauert etwas länger als geplant, bitte gedulden Sie sich noch ein paar Minuten."

Patient: „Es dauert noch ein paar Minuten länger."

Zur Absicherung der Kommunikation mit hörbehinderten Menschen sei das *aktive Zuhören*[36] empfohlen. Diese ursprünglich für Gesprächsthera-

36 Schulz von Thun 1999, Bd. 1, S. 57.

peuten entwickelte Methode spiegelt dem hörgeschädigten Patienten die Wahrnehmung seiner Äußerungen durch den Arzt oder Therapeuten wider bzw. ermöglicht es ihm, Missverständnisse richtig zu stellen. Gleichzeitig kann der Arzt oder Therapeut seine eigene Wahrnehmung überprüfen und ggf. revidieren. Nach Schulz von Thun[37] wird beim aktiven Zuhören das Selbstoffenbarungs-Ohr (siehe Kapitel 6) besonders ausgebildet, indem sich der Zuhörer (Arzt, Therapeut, Pfleger) bemüht, sich in die Gefühls- und Gedankenwelt des Senders nicht-wertend einzufühlen. Bezogen auf die Kommunikation in Klinik und Praxis bedeutet dies, dass Sie einerseits dem Patienten signalisieren, seine Beschwerden und Anliegen zu verstehen. Andererseits geben Sie mit diesem Vorgehen eine Gesprächsstruktur vor, die den Patienten ermutigt, nachzufragen und im Idealfall durch die Wiederholung des von Ihnen Gesagten ein Feedback zu geben, anhand dessen Sie sicherstellen können, dass Sie richtig verstanden wurden. Etwaige Missverständnisse können zeitnah behoben werden.

Ein positives Beispiel:

Patient: „Ich habe Kopfschmerzen, es tut alles so weh."

Arzt: „Sie haben starke Kopfschmerzen. Seit wann? Sind Sie gestürzt?"

Patient: „Hm, seit wann? Seit ein paar Tagen schon. Ob ich gestürzt bin? Nein! Ich weiß nicht, woher die Schmerzen kommen. Aber ich kann es kaum aushalten."

Arzt: „Sie können sich nicht erklären, woher die Schmerzen kommen. Ich werde Sie jetzt untersuchen, machen Sie bitte den Oberkörper frei."

Patient: „Den Oberkörper?"

Arzt: „Ja, den Oberkörper, ich werde Ihren Blutdruck messen und mir Ihre Wirbelsäule anschauen."

Ein solches Vorgehen hilft dem Patienten, den Ablauf der Untersuchung zu verstehen und nimmt ihm Angst und Unsicherheit. Der erforderliche Zeitaufwand ist gering und wird durch die Vermeidung von Missverständnis-

37 Ebd.

sen wieder kompensiert. Erklären Sie bitte Diagnose, Therapie und Medikation in kurzen Sätzen, und geben Sie dem Patienten auf Wunsch diese Informationen schriftlich.

Der Einsatz eines Soundshuttles (siehe Kapitel 4.5.3) oder anderer, vom Patienten mitgeführter Hilfsmittel, wie z.B. einer FM-Anlage (siehe Kapitel 4.5.1), erleichtern das Gespräch zwischen Arzt und schwerhörigem Patienten. Bitte nutzen Sie diese Hilfsmittel auf Wunsch des Patienten – sie stören weder die Geräte in Praxis und Klinik, noch verursachen sie irgendwelche anderen Schäden.

8.3.1.1 Besonderheiten bei der augenärztlichen Untersuchung

Bei der augenärztlichen Untersuchung sind einige Besonderheiten zu beachten. Im abgedunkelten Untersuchungsraum – z.B. beim Sehtest – können schwerhörige Patienten weder vom Mund absehen noch Zusatzinformationen aus der Mimik des Arztes und der Arzthelferin beziehen.

Dies gilt umso mehr bei der Untersuchung der Augen. Hier ist es hilfreich, vor Beginn der Untersuchungen dem Patienten den Ablauf zu erklären und eine Vorgehensweise zu vereinbaren: Sagen Sie dem Patienten, was Sie tun werden und welche Reaktionen von ihm dazu erwartet werden.

In der Regel ist die augenärztliche Untersuchung für diese Patientengruppe mit großem Stress verbunden, weil ein wichtiger Kommunikationssinn, der Sehsinn, nahezu ausgeschaltet wird. Dies gilt sowohl dann, wenn dem Patienten Pupillen vergrößernde Tropfen gegeben werden, die die Sehfähigkeit vorübergehend stark einschränken, als auch dann, wenn während der Untersuchung ein Auge abgedeckt wird.

Alle Untersuchungen, bei denen der Patient das Zwei-Sinne-Prinzip nicht nutzen kann und Fragen beantworten muss, sind sehr anstrengend und bergen daher die Gefahr von Missverständnissen bzw. einer unzureichenden Kooperation des Patienten. Dies gilt für alle Diagnoseverfahren, bei denen der Blickkontakt eingeschränkt oder unmöglich ist.

8.3.1.2 Besonderheiten in der Zahnarztpraxis

In der Zahnarztpraxis sind Störgeräusche unvermeidbar. Bohr- und Schleifgeräusche werden von Hörgeräteträgern lauter empfunden als von gut Hörenden. Nun ist die Kommunikation beim Zahnarzt ohnehin schon beeinträchtigt, weil die Beantwortung von Fragen durch den Patienten aufgrund der im Mund befindlichen Bohrer, Sauger, Tampons und Arztfinger erschwert ist. Der Hörgeschädigte versteht die Fragen weniger gut oder kaum, hat aber auch nicht die Möglichkeit zum Nachfragen. Daher sollten vor Beginn der Behandlung Absprachen mit dem Patienten getroffen werden, z.B. darüber, welches Zeichen der Patient bei Schmerzen geben soll.

Erklären Sie vorher Ihr Vorgehen und verzichten Sie weitestgehend darauf, während der Behandlung mit dem Patienten zu sprechen. Erklären Sie ihm gegebenenfalls, dass Sie während der Behandlung mit der Stuhlassistentin sprechen werden, damit der Patient nicht unsicher wird und meint, er könnte der Angesprochene sein.

Wenn Sie während der Behandlung den Patienten zu bestimmten Verhaltensweisen auffordern müssen, unterstützen Sie bitte die Aufforderung durch entsprechende Gestik oder durch Vormachen: Öffnen Sie beispielsweise selbst den Mund weit, wenn der Patient seinen Mund weiter öffnen soll.

Klären Sie vor Beginn der Behandlung ab, ob der Patient die Hörgeräte ablegen möchte. Patienten mit knochenverankerten und teilimplantierten Hörsystemen (siehe Kapitel 4.2 bis 4.4) tragen oberhalb bzw. hinter der Ohrmuschel die externen Teile ihrer Hörhilfe. Durch Positionierung des Kopfes auf der Kopfstütze des Behandlungsstuhls kann es daher zu schmerzhaftem Druck oder zur Loslösung der Teile kommen.

Zahnärzte müssen hinsichtlich der Anwendung von Ultraschall im Kopfbereich bei Nutzern einiger teilimplantierbarer Hörsysteme die Kontraindikation beachten (siehe Kapitel 5.2 bis 5.4).

8.3.1.3 Diagnostik und Therapie in isolierten Räumen

Untersuchungen und Behandlungen in isolierten Räumen, z.B. bei Röntgen-, CT- und MRT-Untersuchungen oder bei Strahlenbehandlungen, sind wegen der räumlichen Trennung von Patienten für Hörgeschädigte besonders verunsichernd. Daher müssen vor Beginn der Maßnahme der genaue Ablauf dargelegt, alle Fragen geklärt und die Möglichkeit der Kontaktaufnahme des Patienten mit dem Personal abgesprochen wer-

Tab. 1: Medikamente mit dem Risiko gehörschädigender Nebenwirkungen

Medikamente	**Klinisch-pharmakologische Klassifizierung**	**Untergruppe**	**Handelsname**	**Gehörschädigende Nebenwirkungen**
Antibiotika	Aminoglykoside	Amikazin Gentamicin Kanamycin Neomycin Netilmycin Streptomycin Tobramycin		Störungen besonders im Bereich höherer Frequenzen; irreversibel
	Makrolide	Erythromycin Clarithromycin Roxithromycin Spiramycin Azithromycin		Störungen im Bereich des kompletten Frequenzspektrums
	Glykopeptid-Antibiotika	Vancomycin Teicoplanin		
Chemotherapeutika		Cisplatin Bleomycin Vincristin		Hörverluste relativ häufig; irreversibel
Diuretika		Torasemid Furosemid Etacrynsäure		
Nicht-steroidale Anti-Rheumatika		Acetylsalicylsäure	z.B. Aspirin	Hörverluste bei Überdosierung; reversibel
Anti-Malaria-Medikamente	Antiprotozoika	Chloroquin Chinin		
Trizyklische Antidepressiva		Amitriptylin Clomipramin Imipramin	Saroten Anafranil Tofranil	
Betablocker				
Kontrazeptiva				

den. Insbesondere ist abzuklären, ob der Patient aufgrund seiner Hörhilfe überhaupt für ein derartiges Verfahren in Frage kommt bzw. ob die Hörhilfe dabei abgelegt werden muss (siehe Kapitel 5.1 bis 5.4). Nehmen Sie sich die nötige Zeit, um den Patienten über den Ablauf der Röntgenuntersuchung aufzuklären.

Es ist für den Patienten außerordenlicht hilfreich, wenn Sie ihm vorher sagen, wie lange die Untersuchung in etwa dauert. Wenn unter der Diagnostik die intravenöse Gabe eines Kontrastmittels notwendig werden kann, klären Sie den Patienten darüber auf und verabreden Sie mit ihm ein Vorgehen für diesen Fall.

Ein positives Beispiel:

„Möglicherweise muss Ihnen während der Untersuchung ein Kontrastmittel gespritzt werden. Ich werde dann zunächst ihre linke Hand anfassen und zweimal darauf tippen, damit Sie wissen, dass Sie dann die Spritze in die linke Armbeuge bekommen. Bleiben Sie dann ganz ruhig liegen.“

8.3.1.4 Lärm und ototoxische Medikamente

Vorgeschädigte Ohren reagieren empfindlicher als andere auf Lärmbelastung und ototoxische Medikamente. Daher ist ein Gehörschutz bei schallintensiven Untersuchungen und Behandlungen unabdingbar.

Erfahrungsgemäß wird zu wenig Augenmerk auf ototoxische Substanzen gelegt, und mitunter werden Patienten, die um Alternativmedikamente bitten, nicht ernst genommen. Bei dieser Patientengruppe ist es besonders wichtig, vorher abzuklären, ob im Zusammenhang mit einer anderen Erkrankung bereits Medikamente aus dem unten aufgeführten Spektrum eingenommen werden.

Die Tabelle auf Seite 80 zeigt, welche Medikamentengruppen bzw. Substanzen das Risiko gehörschädigender Nebenwirkungen bergen.[38] Diese Liste erhebt keinen Anspruch auf Vollständigkeit. Bitte erkundigen Sie sich in den einschlägigen Fachmedien hinsichtlich einer möglichen ototoxischen Wirkung, bevor Sie dem hörgeschädigten Patienten ein Medi-

38 http://flexikon.doccheck.com/Ototoxische_Medikamente.

kament verordnen (weitere Informationen z.B. unter http://www.arznei-telegramm.de/buch/buch.php3 und www.pro-audito.ch).

Hörschädigung als Nebenwirkung von Medikamenten ist eher selten, oftmals reversibel. Belegt sind jedoch irreversible Hörschädigungen für Aminoglykosidantibiotika und Cisplatin.[39] Etliche Substanzen können auch Ohrgeräusche oder Schwindel (siehe Kapitel 3.4 und 3.5) verursachen: In der Arzneimitteldatenbank des atd arznei-telegramms (2010) sind über 400 Tinnitus auslösende Wirkstoffe aufgeführt.

Wenn im Beipackzettel auf mögliche Nebenwirkungen hingewiesen wird, ist eine besonders sorgfältige Abwägung bei der Medikation hörgeschädigter Patienten erforderlich. Zusätzlich sollten Patienten auf ototoxische Nebenwirkungen von frei verkäuflichen Medikamenten, z.B. Aspirin, hingewiesen werden.

8.3.2 Arztvisite in der Klinik

Die ärztliche Visite am Krankenbett ist für Schwerhörige mit Stress verbunden. Zum einen befinden sich in der Regel weitere Patienten im Zimmer, was Schwerhörige zu der Befürchtung veranlasst, die Mitpatienten könnten besser als sie selbst hören, was der Arzt dem schwerhörigen Patienten mitteilt bzw. was das Team über den Patienten sagt. Zum andern sieht sich der Patient einer größeren Gruppe von Professionellen (mehreren Ärzten, Schwestern, ggf. Studenten und Praktikanten usw.) gegenüber und muss sich dabei sehr stark konzentrieren, um jeweils den Sprecher und seine Rolle erkennen zu können. Daher ist es erforderlich, dass der behandelnde Arzt sich dem Patienten auf einen Meter Entfernung nähert, den Blickkontakt absichert und in moderater Lautstärke, langsam und deutlich mit ihm spricht. Achten Sie darauf, dass der Blickkontakt nicht durch Blendung gestört ist. Motivieren Sie den Patienten zum Nachfragen, und schreiben Sie ihm wichtige Fragen und Anweisungen auf.

Ärztliche Untersuchungen werden von den meisten Patienten als unangenehm, teilweise als schmerzhaft empfunden. Dem kann teilweise abge-

39 Hesse (Hg.) 2008, S. 19.

holfen werden, indem der Patient über das Vorgehen und die Notwendigkeit der Untersuchung aufgeklärt wird. Schwerhörige Patienten müssen vor Beginn der Untersuchung in vollem Umfang über das Vorgehen informiert werden. Dies bezieht sich sowohl auf die Dauer als auch auf die zu untersuchenden Körperteile, z.B. wo Blut abgenommen wird (Armbeuge, Fingerspitze, Ohrläppchen etc.). Insbesondere bei Untersuchungen, bei denen Blickkontakt nicht möglich ist, müssen genaue Erklärungen und Absprachen erfolgen. Wenn der Patient auf dem Bauch liegen muss, wie bei einer Rückenmarkpunktion, sollte der Arzt die Untersuchung zwischendurch unterbrechen, um Blickkontakt mit dem Patienten aufzunehmen und ihm zu erklären, wie lange es noch dauern wird.

Bedarf der Patient einer stationären Rehabilitationsmaßnahme, sollte möglichst eine Einrichtung gewählt werden, die für Hörgeschädigte barrierefrei ausgestattet ist.[40]

8.4 Schwerhörige Patienten in der Pflege

Hinweise zur zentralen Aufnahme hörgeschädigter Patienten finden Sie im Kapitel 8.2. Überreichen Sie den Patienten einen Orientierungsplan und die schriftliche Angabe der Station bzw. weiterer relevanter Orte. Dies verhindert, dass Patienten auf der Suche nach der entsprechenden Stelle in der Klinik umherirren und unter zusätzlichen Stress geraten.

Bei Erhebung der Anamnese auf der Station sollte unbedingt nach einer eventuell vorhandenen Hörschädigung gefragt werden, da Patienten diese nicht immer von sich aus angeben. Dies muss mit einer gewissen Sensibilität erfolgen, da z.B. die Frage „Sind Sie schwerhörig?“ erfahrungsgemäß von manchen Betroffenen wahrheitswidrig beantwortet wird. „Haben Sie Probleme mit dem Hören?“ wird dagegen positiver aufgenommen und entsprechend beantwortet. Die Frage nach einer vorhandenen Hörhilfe muss ebenfalls gestellt werden. Allerdings bedeutet hier eine Verneinung nicht unbedingt, dass der Patient gut hörend ist, denn mehr als die

40 Auf Hörgeschädigte spezialisierte Rehakliniken finden sich im Anhang dieses Buches.

Hälfte der Schwerhörigen ist nicht mit Hörgeräten versorgt. Ein entsprechender Vermerk sollte gut sichtbar sowohl auf dem Deckblatt der Patientenakte als auch am Bett des Patienten angebracht werden. Damit wird die Voraussetzung geschaffen, dass Ärzte und Pfleger sich den kommunikativen Bedürfnissen der Patienten anpassen. Hier sollte auch festgehalten werden, welche Art Hörhilfe genutzt wird (siehe Kapitel 4 und 5).

Hörgeräte und Sprachprozessoren werden nicht in der Nacht getragen. Bettlägerige Patienten können bzw. möchten unter Umständen die Geräte im Liegen nicht anlegen, da in Seitenlage ein unangenehmer Druck ausgeübt wird. Das bedeutet, dass auch technisch gut versorgte Schwerhörige möglicherweise zeitweilig nicht akustisch ansprechbar sind. So ist vor allem morgens nach dem Aufwachen davon auszugehen, dass die Hörhilfe noch nicht angelegt wurde. Stellen Sie daher bitte zunächst fest, ob der Patient sein Hörsystem trägt, bevor Sie ihn ansprechen Auf jeden Fall muss dem Patienten gestattet werden, seine Hörhilfe anzulegen, wenn er dies wünscht (Ausnahmen siehe Kapitel 5.2 bis 5.4).

Falls Patienten ihre Hörhilfe ständig oder häufig tragen möchten, achten Sie bitte auf mögliche Druckstellen im Gehörgang (Sitz des Passstücks bzw. des Im-Ohr-Geräts, siehe Kapitel 4.1), hinter der Ohrmuschel (Sitz des Hörgeräts bzw. des Sprachprozessors, siehe Kapitel 4.1 und 4.4) und an der Stelle, wo der Magnet (Vibrant Soundbridge, Cochlea-Implantat, siehe Kapitel 4.3 und 4.4) bzw. die Andockstelle für das BAHA (siehe Kapitel 4.2) sitzt. Insbesondere beim BAHA ist streng darauf zu achten, dass keine Druckstellen oder Entzündungen entstehen, da hier die Gefahr übergreifender Infektionen durch die Schädeldecke besteht (siehe Kapitel 5.2).

Begeben Sie sich bitte immer in die unmittelbare Nähe des Patienten – ein Meter Abstand bietet die besten Voraussetzungen zum guten Verstehen –, bevor Sie ihn ansprechen. Schauen Sie den Patienten an, damit der für das Absehen vom Mund erforderliche Blickkontakt hergestellt wird. Sorgen Sie für ausreichende Beleuchtung und reduzieren Sie Störlärm, indem Sie den Fernseher oder das Radio leiser stellen sowie Fenster und Türen schließen. Sprechen Sie langsam und deutlich. Erklären Sie dem Patienten zunächst, welche Verrichtungen Sie vornehmen werden, z.B. das Bett beziehen, den Verband wechseln, den Patienten waschen usw. Sprechen Sie nicht während der Verrichtungen mit dem Patienten, da er Sie mangels Blickkontakt und wegen eventueller Störgeräusche nicht sicher verstehen kann. Erklären Sie dem Patienten, dass Sie nach Abschluss der Verrichtungen gerne für Rückfragen zur Verfügung stehen.

Ein auf das Mundbild angewiesener Patient kann Sie bei Dämmerlicht oder im Dunkeln nicht verstehen. Schalten Sie daher bitte das Licht an, bevor Sie ihn ansprechen. Stellen Sie Ihre Fragen so, dass der Patient nicht mit „ja" oder „nein" antworten kann.

Beispiel für richtiges Fragen:

„Wann waren Sie heute auf der Toilette?" (Antwort muss eine Zeitangabe enthalten.)

„Hatten Sie Stuhlgang, oder haben Sie nur Wasser gelassen?" (Antwort muss differenziert sein, z.B. „nur Wasser gelassen" oder „beides".)

Falls Sie den geringsten Zweifel haben, richtig verstanden worden zu sein, fragen Sie weiter, z.B. „Wie war Ihr Stuhlgang beschaffen?"

Auf der anderen Seite sollten Sie selbst auf Fragen nicht nur mit „ja" oder „nein", sondern immer mit einem ganzen Aussagesatz antworten.

Beispiel für richtiges Antworten:

Patient fragt: „Ist der Arzt heute da?"

Ihre Antwort: „Frau Dr. Meier ist heute im Haus" bzw. „ist heute den ganzen Tag im Operationssaal."

Einsilbige Wörter werden von Schwerhörigen schlecht verstanden, vor allem dann, wenn sie nicht in einem logischen Kontext stehen. Ähnlich problematisch sind auch kurze Ein- oder Zweiwort-Antworten wie z.B. „weiß ich nicht", „vielleicht", „später". Vollständige Sätze erleichtern dem Patienten das Verstehen. Sprechen Sie nicht mit anderen Patienten oder Besuchern, während Sie mit dem Schwerhörigen beschäftigt sind, denn dies kann zu Irritationen und Missverständnisse führen. Da Schwerhörige so genannte Seitengespräche meist nicht verstehen, fühlen sie sich ausgeschlossen oder übergangen, im schlimmsten Fall gewinnen sie den Eindruck, dass über sie gesprochen oder gelacht wird.

8.5 Schwerhörige Patienten in anderen therapeutischen Einrichtungen: Physiotherapie, Ergotherapie, Psychotherapie

Für diese Einrichtungen gelten grundsätzlich dieselben Kommunikationsempfehlungen wie für die anderen hier beschriebenen Stellen.

Insbesondere bei physiotherapeutischen Behandlungen ist auf die Trennung von Kommunikation und Behandlung zu achten. Das heißt, dem Patienten müssen die einzelnen Behandlungsschritte immer vor Beginn erläutert werden. Bedürfen einzelne Maßnahmen der aktiven Beteiligung des Patienten, ohne dass ein Blickkontakt möglich ist, müssen vorher entsprechende Zeichen verabredet werden.

Ein positives Beispiel:

„Wenn Sie auf dem Bauch liegen, müssen Sie den rechten Arm anheben und senken. Wenn Sie den Arm anheben sollen, werde ich Ihre rechte Schulter berühren, wenn Sie ihn senken sollen, berühre ich Ihr rechtes Handgelenk.“

Achten Sie darauf, dass für jede Übung neue Verabredungen getroffen werden. Wenn Sie während der Behandlung neue Anweisungen erteilen oder Fragen stellen möchten, unterbrechen Sie die Durchführung und stellen bzw. setzen Sie sich vor den Patienten, nehmen Sie zuerst Blickkontakt auf und sprechen Sie ihn erst dann an.

Krankengymnastische Übungen in der Gruppe stellen hörgeschädigte Patienten vor besondere Herausforderungen.

Sie sollten immer in räumlicher Nähe zum Therapeuten stehen bzw. sitzen, um ein optimales akustisches Verstehen zu gewährleisten und die Möglichkeit zum Absehen vom Mund zu erhalten.

Bei Wassergymnastik ist zu berücksichtigen, dass hier keine Hörhilfen getragen werden können (siehe Kapitel 5). Schwerhörige Patienten sind daher auf Sichtkontakt und vorheriges Anschauen der Übungen angewiesen. Bei Gruppen mit gut hörenden und schwerhörigen Teilnehmern ist darauf hinzuweisen, dass Schwerhörige in der Gruppe sind, die möglicherweise auf Ansprache nicht reagieren können.

Entspannungsverfahren, die mit geschlossenen Augen durchzuführen sind, eignen sich nicht für Hörgeschädigte: Allein die Furcht, ohne Blickkontakt Anweisungen nicht richtig zu verstehen, verhindert die Entspannung. Wählen Sie daher Vorgehensweisen, bei denen die Patienten die Augen offen halten dürfen, oder setzen Sie Hilfsmittel wie z.B. eine Ringschleifenanlage (siehe Kapitel 4.5.3) oder eine FM-Anlage (siehe Kapitel 4.5.1) ein. Bei ertaubten oder gehörlosen Patienten nutzen weder Ringschleife noch FM-Anlage. Ideal ist hier der Einsatz visueller Anleitungen, z.B. in Form von PowerPoint-Folien, die über Computer und Videoprojektor während der Übungen auf einer Leinwand gezeigt werden.

Bei allen Übungen in den Bereichen Physiotherapie, Ergotherapie und Entspannung ist die zeitliche Trennung von verbaler Anleitung und praktischer Durchführung das für den Patienten hilfreichste und hinsichtlich der Zielsetzung effizienteste Verfahren.

In der psychologischen Beratung und Psychotherapie sind die kommunikativen Einschränkungen ebenso zu beachten wie die kompensatorischen Fähigkeiten der Patienten. Blickkontakt, langsame und deutliche Sprache, ein gutes Mundbild und die am Anfang von Kapitel 7 beschriebenen räumlichen Gegebenheiten erleichtern die Kommunikation zwischen Patient und Therapeuten.

Nicht geeignet sind therapeutische Verfahren, bei denen kein Blickkontakt zwischen Patient und Therapeuten möglich oder der Blickkontakt erschwert ist (wie z.B. beim klassischen psychoanalytischen Setting). Im Einzelfall ist der Einsatz von Hilfsmitteln (z.B. FM-Anlage) mit dem Patienten zu klären.

Die besonderen Bedürfnisse Hörgeschädigter sind insbesondere bei therapeutischen Gruppengesprächen und Vorträgen zu berücksichtigen. In Gesprächsgruppen ist unbedingt für größte Gesprächsdisziplin zu sorgen, d.h. der Moderator hat darauf zu achten, dass immer nur ein Gruppenmitglied spricht und der hörgeschädigte Patient mitgeteilt bekommt, wer gerade spricht. Da manchen Hörgeschädigten die Fähigkeit zum

Richtungshören fehlt, sind sie darauf angewiesen, dass ihnen der jeweilige Sprecher genannt bzw. gezeigt wird.

Vorab sollte mit dem hörgeschädigten Patienten geklärt werden, ob er selbst die Gruppe über seine Hörschädigung aufklärt oder ob der Moderator dies übernehmen soll. Auf gar keinen Fall sollte über den Kopf des Betroffenen hinweg über seine Behinderung informiert werden.

Ohne zusätzliche Hilfsmittel ist ein Schwerhöriger in einer Gruppe gut Hörender orientierungslos. Daher muss für Hörgeschädigte eine FM-Anlage oder ein Induktionssystem zur Verfügung stehen, und jeder Sprecher muss langsam und deutlich in das entsprechende Mikrofon sprechen. Andernfalls steht zu befürchten, dass derartige Gruppengespräche für Schwerhörige Stress auslösend und damit kontraproduktiv sind.

Vorträge sind für den Patienten nur dann von Nutzen, wenn sie verstanden werden. Auch hier muss mit entsprechenden technischen Hilfsmitteln, also einer FM- oder Induktionsanlage, gearbeitet werden. Um dem schwerhörigen Patienten das Verstehen zu ermöglich, ist es unerlässlich, dass der Vortragende

- langsam und deutlich ins Mikrofon spricht,
- ruhig stehen bleibt, um einen dauernden Blickkontakt zu sichern, und
- Fragen aus dem Publikum wiederholt, bevor er sie beantwortet.

Sehr hilfreich sind vorbereitete Folien, die im Übrigen nicht nur dem schwerhörigen Patienten das Verstehen erleichtern.

8.6 Schwerhörige Patienten in Rehabilitationseinrichtungen

Zu einer barrierefreien Ausstattung – Rehakliniken werben gerne damit – gehören nicht nur Rampen und rollstuhlgerechte Toiletten, sondern auch Hilfsmittel für Hörgeschädigte wie eine Induktionsanlage (siehe Kapitel 4.5.3) in Gruppenräumen, Lichtsignalwecker und -türklingeln (siehe Kapitel 4.5.4) sowie die Möglichkeit, per Fax oder Internet nach außen zu kommunizieren.

Im Rahmen stationärer Rehabilitationsmaßnahmen werden häufig sportliche Aktivitäten im Freien angeboten (Wandern, Skilaufen, Fahrradfahren usw.). Hier müssen Anleitungen vor Beginn der Durchführung gegeben werden. Bei Erklärungen während des Ablaufs muss die Übung unterbrochen werden; der Übungsleiter muss stehen bleiben, die hörgeschädigten Teilnehmer in seine Nähe winken und die Anleitung mit Blickkontakt langsam und deutlich aussprechen. Es hat keinen Sinn, Hörgeschädigten bei derartigen Aktivitäten hinterherzurufen. Nützlich ist auch hier der Einsatz von FM-Anlagen: Der Übungsleiter spricht in den Sender, und die schwerhörigen Teilnehmer erhalten die Anleitungen über einen Empfänger, den sie bei sich tragen.

8.7 Ihre Empfehlungen: Welche Tipps Sie dem hörgeschädigten Patienten geben können

- Bitten Sie die Patienten, sich über ihre besonderen kommunikativen Bedürfnisse klar zu werden und diese mitzuteilen.
- Ermutigen Sie die Patienten, nachzufragen, wenn sie etwas nicht verstanden haben.
- Ermutigen Sie die Patienten, (neue) Hörgeräte anzuschaffen bzw. vorhandene Hörgeräte zu tragen und entsprechende Batterien vorrätig zu halten.
- Ermutigen Sie die Patienten, sich über weitere Hilfsmittel zu informieren (beim Hörgeräteakustiker, im Internet).
- Ermutigen Sie die Patienten, einer Selbsthilfegruppe beizutreten (Informationen finden Sie unter: www.hoerbehindertenselbsthilfe.de).
- Der Deutsche Schwerhörigenbund unterhält flächendeckend Beratungsstellen. Ermutigen Sie die Patienten, sich dorthin zu wenden (Informationen finden Sie unter: www.schwerhoerigen-netz.de).
- Es gibt zahlreiche Internetforen zum Thema Schwerhörigkeit. Weisen Sie die Patienten darauf hin (www.schwerhoerigen-netz.de/pinboard/; www.dcig.de; www.haceige.de; www.tinnitus-liga.de).
- Weisen Sie auf die Möglichkeit der ambulanten Audiotherapie hin (www.audiotherapie.info/index.php?IhreAudiotherapeuten).

Ermutigen Sie Ihre Patienten, im Rahmen einer beruflichen/sozialen Rehabilitation im Rehabilitationszentrum für Hörgeschädigte in Rendsburg den optimalen Umgang mit der eigenen Hörschädigung zu erlernen, und unterstützen Sie die Patienten bei der Beantragung dieser Maßnahme (www.hoergeschaedigt.de). Schlagen Sie Ihren Patienten eine medizinische Rehabilitationsmaßnahme in einer speziellen Reha-Klinik für Hörgeschädigte vor und unterstützen Sie sie bei der Beantragung der Maßnahme (Adressen finden Sie im Anhang dieses Buches).

8.8 Hörgeschädigte Angehörige

Im Rahmen der medizinischen Versorgung kann die Kommunikation mit hörgeschädigten Angehörigen Ihrer Patienten – z.B. Eltern, Ehepartnern, erwachsenen Kindern – notwendig werden. Hier gelten die gleichen Regeln wie für die Kommunikation mit hörbehinderten Patienten.

Bitten Sie die Angehörigen zum Gespräch ins Arztzimmer. Nehmen Sie sich Zeit. Ermutigen Sie den Gesprächspartner zum Nachfragen. Sichern Sie die Kommunikation durch aktives Zuhören ab. Gestatten Sie Ihrem Gesprächspartner den Einsatz von Hilfsmitteln, z.B. der FM-Anlage. Sprechen Sie langsam und deutlich.

Wenn schwerhörige, ertaubte oder gehörlose Angehörige eine dritte Person zum Dolmetschen mitbringen, muss diese zum Gespräch zugelassen werden (siehe Kapitel 7). Ist kein Dolmetscher verfügbar, muss den Angehörigen zur Absicherung der Kommunikation alles Wichtige und Notwendige in Schriftform unterbreitet werden.

8.9 Weiterführende Literatur

Becker: Klänge aus dem Schneckenhaus, Norderstedt 2007.
Rogers: Die klientenzentrierte Gesprächspsychotherapie, Frankfurt/Main 1983 (18. Auflage).

9 Fazit: Was Sie sich für die Kommunikation mit hörgeschädigten Patienten merken sollten

- Stellen Sie sich vor, Sie könnten nicht hören.
- Nehmen Sie sich Zeit.
- Treten Sie an den Patienten heran, bevor Sie ihn – von vorne – ansprechen.
- Bleiben Sie während des Gesprächs ruhig stehen oder sitzen.
- Achten Sie auf eine geräuscharme, helle und blendfreie Umgebung.
- Halten Sie Blickkontakt, möglichst auf Augenhöhe mit Ihrem Gesprächspartner, und halten Sie dabei Ihr ganzes Gesicht frei.
- Sprechen Sie langsam, deutlich und in moderater Lautstärke.
- Praktizieren Sie das aktive Zuhören.
- Stellen Sie offene Fragen (keine Fragen, die mit „ja“ oder „nein“ beantwortet werden können).
- Kündigen Sie einen Themenwechsel innerhalb des Gesprächs vorher an.
- Trennen Sie die Arbeitsschritte: 1. Gespräch, 2. Notizen, 3. Behandlung
- Bei Maßnahmen, die das Ablegen der Hörhilfe bzw. eine räumliche Trennung erfordern (z.B. Röntgen), erteilen Sie alle nötigen Informationen vor Beginn dieser Maßnahmen.
- Gesprächspartner ist ihr Patient, nicht die hörende Begleitperson.
- Ermutigen Sie den Patienten zum Nachfragen.
- Schreiben Sie auf Wunsch des Patienten die erforderlichen Untersuchungen, die Diagnose und die Behandlungsmöglichkeiten auf.
- Vermerken Sie die Hörschädigung auf der Krankenakte und am Krankenbett des Patienten.
- Erlauben Sie den Patienten nach Möglichkeit die Nutzung ihres Handys (Kommunikation nach außen per SMS).
- Respektieren Sie die Privatsphäre des Patienten, indem Sie ihm die Möglichkeit des Vier-Augen-Gesprächs einräumen.

Anhang

Verzeichnis der Abbildungen

Literatur

Becker, Maryanne: Hörverlust und Identitätskrise, Dortmund 2003.

Becker, Maryanne: Klänge aus dem Schneckenhaus. Cochlea-Implantat-Träger erzählen, Norderstedt 2007.

Boenninghaus, Lenarz: Hals-Nasen-Ohrenheilkunde, Berlin/Heidelberg/New York 2001, 11. Auflage.

Claußen, Hartwig: Das Putzsprechen – Ein wichtiges sozialintegratives Verhalten, in: Hörgeschädigtenpädagogik 28:3 (1974), S. 154ff.

Deutsche Seniorenliga in Kooperation mit MED-EL: Altersschwerhörigkeit. Fachinformation: Symptome, Ursachen, Folgen, Diagnostik, Therapie, 2010 (zum Download: www.hno-informationen.de).

Deutscher Berufsverband für Pflegeberufe: CICN-Ethikkodex für Pflegende, 2008, www.dbfk.de.

Deutscher Paritätischer Wohlfahrtsverband, LV Hessen: Hören – Hörschädigung: Informationen und Unterrichtshilfen, Frankfurt/Main 1996.

Eisenwort, Brigitte/Burian, Kurt/Viehhauser, Gundula: Kommunikationstraining. Förderung der Kommunikation bei hochgradig hörbehinderten Erwachsenen, Stuttgart 1990.

Ernst, Arne/Battmer, Rolf-Dieter/Todt, Ingo: Cochlear Implant heute, Heidelberg 2009.

Fink, Verena: Schwerhörigkeit und Spätertaubung, Neuried 1995.

Gänger, Elisabeth: Soundcheck, München 2004.

Hamann, Karl-Friedrich/Hamann, Katrin: Schwerhörigkeit und Hörgeräte. 111 Fragen und Antworten, München 2005.

Hermann-Röttgen, Marion: Cochlea- und Mittelohrimplantate, Stuttgart 2010.

Hesse, Gerhard: Tinnitus, Stuttgart 2008.

Hintermair, Manfred (Hg.): Ethik und Hörschädigung, Heidelberg 2006.

Krug, Erich: Charakter und Schwerhörigkeit, Heidelberg 1993.

Leohnhard, Annette: Einführung in die Hörgeschädigtenpädagogik, München/Basel 1999.

Lindner, Gerhart: Absehen – der andere Weg zum Sprachverstehen. Eine

Anleitung zum Gespräch für schwerhörig gewordene Menschen, Neuwied/Berlin 1999.

Oelke, Uta: Richtlinien für die Ausbildung in der Gesundheits- und Krankenpflege sowie in der Gesundheits- und Kinderkrankenpflege. Ministerium für Arbeit, Gesundheit und Soziales des Landes Nordrhein-Westfalen, 2003.

Plinkert, Peter K./Klingmann, Christoph: Hören und Gleichgewicht im Blick des gesellschaftlichen Wandels, Wien/New York 2010.

Richtberg, Werner: Die Bedeutung der inneren Haltung als kompensatorische Kraft, gezeigt am Beispiel der Hörbehinderung. Hörakustik 1/2004, 8-17, Median Verlag, 2003.

Rogers, Carl: Die Klientenzentrierte Gesprächspsychotherapie, Frankfurt/Main 1983 (18. Auflage).

Schulz von Thun, Friedemann: Miteinander Reden, Bd. 1 und 2, Reinbek 1999.

Ständer, Karsten: Vergleich zu internationalen Studien (2006), Vergleich mit der DSB-Statistik, www.schwerhoerigen-netz.de.

Stobbe, Horst/Baumann, Gert (Hg.): Innere Medizin. Grundlagen und Klinik innerer Krankheiten, Berlin/Wiesbaden 1996 (7. Auflage).

Stöppler, Annelie: Ohrenfreundliche Orte. Schwerhörige testen Kommunikationsbedingungen in öffentlichen Einrichtungen, Saarbrücken 2008.

Trenk-Hinterberger, Peter et al.: Die Rechte behinderter Menschen und ihrer Angehörigen. Hg. von der Bundesarbeitsgemeinschaft Hilfe für Behinderte e.V., Düsseldorf 2001.

Wittneben, Karin: Pflege als Bildungsprozess. Vortrag Fachtagung „Pflege bildet“, Stuttgart, 15. Juli 2004.

Internetseiten

1. Hersteller von Hörsystemen und zusätzlichen Hilfsmitteln

www.bionicear-europe.de
www.cochlear.de
www.medel.de
www.vibrant-medel.com
www.neurelec.com/ger/ressources/irm.html
www.phonak.de
www.humantechnik.com

2. Medizinische und pharmakologische Informationen

www.apotheken-umschau.de
www.arznei-telegramm.de/buch/buch.php3
www.dr-gumpert.de/html/schwindel.html
www.http://flexikon.doccheck.com
www.hno-informationen.de
www.meb.uni-bonn.de/radiologie/Patienteninformation/MRT.html
www.nuklearmedizin.de/pat_info/petct_broschur.pdf
www.pro-audito.ch

3. Hörgeschädigtenverbände und –informationen

Deutsche Cochlear-Implant-Gesellschaft: www.dcig.de
Deutsche Hörbehindertenselbsthilfe: www.hoerbehindertenselbsthilfe.de
Deutscher Schwerhörigenbund: www.schwerhoerigen-netz.de
Hannoversche Cochlear-Implant-Gesellschaft: www.haceige.de
Tinnitus-Liga: www.tinnitus-liga.de

Rehabilitationseinrichtungen für Hörgeschädigte

Reha-Zentrum für Hörgeschädigte
Hollesenstraße 14, 24768 Rendsburg
Tel.: 04331 – 58 97-0
Fax: 04331 – 58 97-45
E-Mail: info@hoergeschaedigt.de
Internet: www.hoergeschaedigt.de

Kaiserbergklinik Bad Nauheim
Am Kaiserberg 8, 61231 Bad Nauheim
Tel.: 06032 – 703-0
Fax: 06032 – 703-775
E-Mail: Kontakt über die Internetseite
Internet: www.pitzer-kliniken.de

Baumrainklinik Bad Berleburg
(Orthopädie, Innere Medizin, Hörstörungen)
Lerchenweg 8, 57319 Bad Berleburg
Tel.: 02751 – 87-0
Fax: 02751 – 87-12 49
E-Mai: Kontakt über die Internetseite
Internet: www.helios-kliniken.de/klinik/bad-berleburg-baumrainklinik.html

Bosenbergklinik Sankt Wendel
(Neurologie, Neurophysiologie, Innere Medizin, Hörstörungen)
Am Bosenberg 1, 66606 St. Wendel
Tel.: 06851 – 14-0
Fax: 06851 – 14-100
E-Mail: info.bosenberg@mediclin.de
Internet: www.bosenberg-kliniken.de

Klinik am Stiftsberg, Bad Grönenbach
(Orthopädie, Innere Medizin, Kardiologie, Hörstörungen)
Sebastian-Kneipp-Allee 3-4, 87730 Bad Grönenbach
Tel.: 08334 – 98 15-00
Fax: 08334 – 98 15-99
E-Mail: Kontakt über die Internetseite
Internet: www.helios-kliniken.de/klinik/bad-groenenbach-klinik-am-stiftsberg.html

Tinnitus-Klinik Dr. Hesse
am Krankenhaus Bad Arolsen
Große Allee 50, 34454 Bad Arolsen
Tel.: 05691 – 80 03-30
Fax: 05691 – 80 03-29
E-Mail: info@tinnitus-klinik.net
Internet: www.tinnitus-klinik.net

Danksagung

Bei der Realisierung dieses Buches habe ich die großartige Unterstützung zahlreicher Fachleute erfahren, denen ich an dieser Stelle herzlich danken möchte:

Prof. Dr. Arne Ernst (Direktor der HNO-Klinik, Unfallkrankenhaus Berlin) und Prof. Dr. Rolf-Dieter Battmer (Leiter des Zentrums für Klinische Technologieforschung, Unfallkrankenhaus Berlin) für die fachliche Unterstützung in den Bereichen Medizin und Audiologie.

Andreas Gaedt (Advanced Bionics, München), Norbert Diehl (MED-EL, Starnberg) und Dr. Horst Hessel (Cochlear, Hannover) für die Hintergrundinformationen zu teilimplantierbaren Hörsystemen und für die Bereitstellung entsprechender Fotos und Abbildungen.

Den Firmen Humantechnik und Phonak sowie Prof. Dr. Friedemann Schulz von Thun und dem Rowohlt-Verlag für die Genehmigung zur Veröffentlichung von Bildern und Grafiken.

Dr. Torsten Buchheit für die Unterstützung bei der Recherche in pharmakologischen Fragen.

Tobias Frisch (Mabuse-Verlag) gebührt mein ganz besonderer Dank für sein Engagement und seine Geduld beim Lektorat.

Und schließlich danke ich meinem Mann, Jürgen Becker, der mir mit seinem Fachwissen in Physik und Strahlenkunde hilfreich zur Seite gestanden hat.

Veo Bec